JN029224

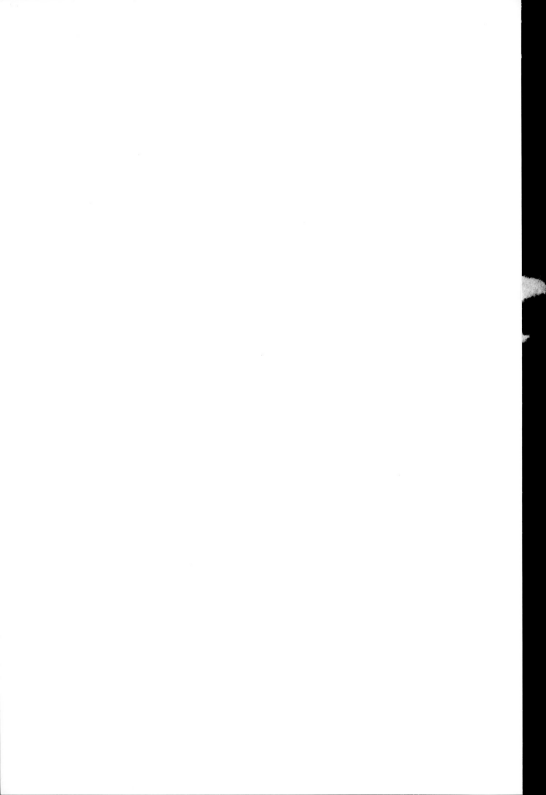

これからの
薬剤疫学

リアルワールドデータから
エビデンスを創る

佐藤俊哉

山口拓洋

石黒智恵子

[編]

朝倉書店

○編集者○

佐 藤 俊 哉　京都大学大学院医学研究科　教授

山 口 拓 洋　東北大学大学院医学系研究科　教授／
東北大学病院臨床試験データセンター　センター長

石 黒 智 恵 子　国立国際医療研究センター臨床研究センターデータサイエンス部
臨床疫学研究室長

○執筆者○（五十音順）

石 黒 智 恵 子　国立国際医療研究センター臨床研究センターデータサイエンス部
臨床疫学研究室長　（1.1, 1.2, 2.3〜2.5, 4.1, 4.2 節，コラム 1, 2, 6, 12）

岩 上 将 夫　筑波大学医学医療系　助教／London School of Hygiene and Tropical Medicine,
Honorary Assistant Professor　（1.3, 2.1, 2.4, 2.5 節，コラム 3, 7, 8）

梶 山 和 浩　独立行政法人医薬品医療機器総合機構医療情報活用部　調査専門員　（3 章）

隈 丸　　拓　東京大学大学院医学系研究科　特任准教授　（2.4〜2.6, 4.3 節，コラム 5, 15）

佐 藤 俊 哉　京都大学大学院医学研究科　教授　（2.6, 4.4 節，コラム 9, 10, 13）

竹 内 由 則　東京大学大学院医学系研究科　助教／順天堂大学大学院医学研究科
客員准教授　（2.4, 2.5, 4.3 節，コラム 14）

山 口 拓 洋　東北大学大学院医学系研究科　教授／東北大学病院臨床試験データセンター
センター長　（2.2 節，コラム 4, 11）

まえがき

　本書を故藤田利治先生に捧げます.

　藤田先生は中央薬事審議会, 薬事・食品衛生審議会の委員として, 新医薬品の承認審査に長きにわたり貢献されました. そのこともあり, 1999 年には朝倉書店より椿広計・藤田利治・佐藤俊哉編『これからの臨床試験』を出版しました[1]. しかし, 藤田先生は当時から承認審査よりもむしろ市販後の医薬品安全性に関心を持たれていました. 2000 年の選択的 COX-2 阻害薬であるモービックカプセルの承認審査においては, 申請者が「COX-2 を選択的に阻害するので胃腸障害が少ない」と主張してきたのに対し, 安全性が高いことを主張するのであれば比較対照をおいた市販後調査を実施するよう指導されました.

　編集者の山口はこのときの医薬品医療機器審査センター (医薬品医療機器総合機構の前身) の生物統計担当官でした. 事前に他の委員や我々事務局側に比較対照をおいた市販後研究の実施の重要性を懇切丁寧に説いていただき, 本邦初の承認条件となった経験は今でも深く記憶に刻まれています. 皮肉なことに, 20 年経った現在でも, このような比較観察研究の実施が承認条件とされることは少ないですが, 藤田先生がその礎を築かれたと言っても過言ではありません.

　データベースの構築についても早くから注目され, 1992 年の日本病院薬剤師会雑誌に「薬剤疫学と医薬品評価」という総説の中で,「わが国の医療制度の特質を活かした独自のシステムの構築が求められている」とし, 実際にくすりの適正使用協議会と共同で使用成績調査にもとづくデータベースを構築されています (https://www.rad-ar.or.jp/pharmacoepidemiology/database/index.html). 編集者の石黒は使用成績調査データベースのひとつである降圧薬データベースを使用して専門職学位課程の課題研究をまとめました[2].

　2009 年からは厚生労働科学研究「レセプト等を利用した薬剤疫学データベース

作成に関する研究」の主任研究者を務め，ようやく藤田先生の長年の課題であっ
たデータベース研究の本格的な稼働が開始する，というときでした．2011 年 2 月，
あまりにも早い旅立ちでした．編集者の佐藤が統計数理研究所の藤田先生の研究
室を訪れた際，うれしそうに「レセプトデータから自動でシグナルを検出するシ
ステムを作ったんだ．既知の副作用ならほぼ拾える」と話される姿が忘れられま
せん．

　藤田先生の薬剤疫学領域ならびに精神保健領域での研究功績を讃え，2013 年に
藤田賞が設けられました．山口は第 2 回，石黒は第 3 回の藤田賞（薬剤疫学部門）
を受賞しています．

　本書は，藤田先生にゆかりのある編集者 3 名に加えて，レセプト等の各種大規
模データベースを用いた薬剤疫学研究に従事する，まさに「これからの薬剤疫学」
を担う方たちに執筆を依頼しました．執筆作業は，一人ずつ独立した章を担当す
るのではなく，複数人での共著で担当する章も多く取り入れ，様々な角度からの
議論を著者全員で重ねながら進めてきました．このようにして完成した本書は，
藤田先生のご遺志が確実に次世代へと受け継がれていることを証明しています．

　この本が多くの方々に読まれ，これからの薬剤疫学の発展に貢献できることを
願います．

　　2021 年 5 月

著 者 一 同

1) 椿広計，藤田利治，佐藤俊哉（編）．これからの臨床試験：医薬品の科学的評価—原理と方
法．朝倉書店，1999.
2) Ishiguro C, Fujita T, Omori T, et al. Assessing the effects of non-steroidal anti-inflammatory drugs on
antihypertensive drug therapy using post-marketing surveillance database. *Journal of Epidemiology* 2008;
18: 119-24.

目　　次

1 薬剤疫学とリアルワールドデータ

　昨今，薬剤疫学や臨床疫学のアカデミア，製薬業界，薬事規制当局において，盛んにリアルワールドデータ，リアルワールドエビデンスという言葉が用いられている．本章では，薬剤疫学とは何か，また，リアルワールドデータ，リアルワールドエビデンスとは何かについて述べ，最後に，代表的な薬剤疫学研究の事例を紹介する．

1.1　薬剤疫学とは？

◎ 1.1.1　薬剤疫学の定義

　薬剤疫学の大家である Brian Strom によると，「薬剤疫学とは大規模な集団における医薬品や医療製品の使用と効果に関する研究である」と定義され，臨床薬理学と疫学を橋渡しする比較的新しい応用分野であるとも説明されている[1]．例えば，医薬品の使用実態を確認するような記述的研究や，医薬品の安全性の評価を目的とした比較観察研究，また安全対策措置の影響を評価することを目的とした研究などがある．これまで，薬剤疫学の主たる関心は副作用の研究であったことから，市販後の医薬品安全性監視（pharmacovigilance）の領域での活用が主であった[2]．昨今では，市販後のみならず，承認前の新薬承認申請などの領域においても，その活用の幅が広がりつつあり，薬剤疫学は薬事行政においてもますます重要な学問となりつつある．

◎ 1.1.2　薬剤疫学と医薬品安全性監視

　新医薬品の承認審査時点において得られている臨床試験の情報は，有効性の証明に必要な情報ではあるものの，安全性プロファイルを十分理解するためには限界がある．1987 年に Roger は，市販前の臨床試験の 5 つの限界（Five too's）を示

している[3].

- ・Too few：患者数が少ない
- ・Too simple：デザインがシンプル（合併症のある患者や併用薬を使用している患者は除外）
- ・Too median-aged：高齢者，小児らが含まれない
- ・Too narrow：適応が狭い（計画書に定めた適応範囲のみ）
- ・Too brief：投薬期間が短い（長期投与なし）

このように，医薬品の安全性に関する情報は，承認時点では限定的であり，市販後に多数の多様な患者に投与されることによって安全性プロファイルが確立していくことから，市販後の医薬品安全性監視が非常に重要となる．医薬品安全性監視とは，世界保健機関（WHO）によって「医薬品の有害な作用または医薬品に関連するその他の問題の検出・評価・理解・予防に関する科学と活動」と定義されている[4].

医薬品規制調和国際会議（International Council for Harmonisation of Technical Requirements for Pharmaceuticals for Human Use: ICH）の E2E ガイドライン「医薬品安全性監視の計画」が 2004 年に合意され，その別添である「医薬品安全性監視の方法」[5] では，医薬品安全性監視の方法として，受動的サーベイランス（副作用報告），副作用報告の強化，積極的サーベイランス，比較観察研究，標的臨床研究，記述的研究が紹介されている．

E2E ガイドラインの本文において，観察研究計画を立てる際には，「関連分野の専門家（医薬品安全性監視の専門家，薬剤疫学の専門家，生物統計の専門家）に助言を求めるべき」と記されており，医薬品規制における薬剤疫学の専門家の重要性が明文化されている．

市販後医薬品の投与後に発生した有害事象（adverse event）が医薬品による副作用（adverse drug reaction）か否かを評価する上で，すべての有害事象に対して比較観察研究が必要となるわけではない．副作用の分類はいろいろと提唱されているが，Meyboom による分類では，薬理学的に起こる副作用をタイプ A，特異体質的に起こる副作用をタイプ B，様々な要因により起こる副作用をタイプ C，と 3 パターンに分けている[6]．タイプ A は抗ヒスタミン薬による眠気や，がん化学療法による骨髄抑制といった医薬品の薬理作用から推測できる事象であり，高頻度で

起こり，臨床的にも認識されやすい．タイプ B はスティーブンス・ジョンソン症候群やアナフィラキシーショックなど，特異体質によるもので，薬理作用からの予測は難しく，低頻度である．ただし，医薬品によって引き起こされる事象はある程度絞られるので，副作用報告もされやすく，ケースシリーズだけでも，因果関係の推測が可能となる場合が多い．一方，タイプ C は，心疾患や糖尿病などのように，様々な要因で引き起こされ，背景発現率が高い事象である．臨床的にも薬の副作用を疑いにくく，副作用報告もされにくい．このような場合，医薬品による影響を，対照群をおいて定量的に評価することが有効である．また，タイプ C に限らず，合併症，併用薬や原疾患による影響の可能性が高い有害事象が医薬品の副作用か否かを判断するためには，比較観察研究による定量的な評価が有効である．

● *Column 1*

有害事象と副作用を区別して使おう

　　有害事象と副作用の意味には違いがある．
　　国際医薬品規制調和国際会議（ICH）で合意された ICH E2D ガイドライン「承認後の安全性情報の取扱い：緊急報告のための用語の定義と報告の基準について」[1] において，有害事象と副作用は以下のように定義されている．

> ●有害事象（Adverse Event: AE）
> 　有害事象とは，医薬品が投与された患者に生じたあらゆる好ましくない医療上の出来事であり，必ずしも当該医薬品の投与との因果関係があるもののみを指すわけではない．すなわち，有害事象とは，医薬品の使用と時間的に関連のある，あらゆる好ましくない，意図しない徴候（例えば，臨床検査値の異常），症状又は疾病のことであり，当該医薬品との因果関係の有無は問わない．
> ●副作用（Adverse Drug Reaction: ADR）
> 　各地域の規制，行政指導及び慣例によって確立されているように，副作用とは医薬品に対する有害で意図しない反応をいう．「医薬品に対する反応（responses to a medicinal product）」とは，医薬品と有害事象との間に，少なくとも合理的な因果関係の可能性があるものをいう

> （ICH E2A ガイドラインを参照のこと）．有害事象とは異なり，副作
> 用とは，医薬品と事象の発生との因果関係が疑われるという事実を特
> 徴とする．

　上記のとおり，ICH E2D ガイドラインでは「合理的な因果関係の可能性があるも
の」と表現され，ICH E2A ガイドライン「治験中に得られる安全性情報の取り扱い
について」[2] では「因果関係が否定できないもの」と表現されている．この点につい
て，日本の規制当局の立場としては，どちらも同じく「因果関係が否定できないも
の」として取り扱う旨が E2D ガイドラインの脚注に示されている．

　日本では「医薬品，医療機器等の品質，有効性及び安全性の確保等に関する法律
（昭和 35 年法律第 145 号．以下「法」という）第 68 条の 10」に基づき，製造販売業
者などや医療関係者は副作用の報告が義務づけられている[3]．この副作用報告の対
象となるのが，上記の定義に従った「因果関係が否定できないもの」となる．「因
果関係が否定できないもの」の中には，すでに周知の事実として因果関係が確立さ
れ，添付文書上で注意喚起されているようなものと，まだ因果関係は確立していな
いが疑わしいものの両方が含まれ，これらが報告対象となっている．なお，副作用
報告の情報はデータベース（JADER）として PMDA のホームページ上で一般に公
開されており[4]，JADER を使った研究も数多く報告されている．

　一般的に，薬剤疫学研究においては，まだ因果関係が確立していない事象につい
て，医薬品と有害事象との関連の大きさを推定し，その結果からその因果関係を考
察することが多い．このような研究の目的について述べるとき，研究開始時点です
でに因果関係を疑っていることから，ICH ガイドラインの定義に厳密に従うと，「医
薬品と副作用との因果関係を調べる」と表現しても間違いとはいえない．しかしな
がら，因果関係が確立された場合も副作用と称されることを踏まえると，「医薬品
と有害事象との因果関係を調べる」と表現するほうがわかりやすい．さらに，研究
で用いるアウトカム定義として，医薬品との因果関係は問わず特定するアルゴリズ
ムを用いていれば，なおさら，有害事象として表現することが適切だろう．

文　　　献

1) 厚生労働省医薬食品局安全対策課長．承認後の安全性情報の取扱い：緊急報告のた
　めの用語の定義と報告の基準について．薬食安発 0328007 号，平成 17 年 3 月 28 日．
　https://www.pmda.go.jp/files/000156940.pdf〔最終閲覧日 2020.12.1〕
2) 厚生省薬務局審査課長．治験中に得られる安全性情報の取り扱いについて．薬審第
　227 号，平成 7 年 3 月 20 日．https://www.pmda.go.jp/files/000156127.pdf〔最終閲覧日

2020.12.1]

　3)　医薬品，医療機器等の品質，有効性及び安全性の確保等に関する法律．昭和 35 年法律
　　　第 145 号，第 68 条の 10（副作用等の報告）．https://elaws.e-gov.go.jp/search/elawsSearch/
　　　elaws_search/lsg0500/detail?lawId=335AC0000000145#1187［最終閲覧日 2020.12.1]
　4)　医薬品医療機器総合機構．医薬品副作用データベース利用規約．https://www.pmda.go.jp/
　　　safety/info-services/drugs/adr-info/suspected-adr/0006.html［最終閲覧日 2020.12.1]

◎ 1.1.3　薬剤疫学とデータベース

　北米では 1980 年代頃から，別の目的のために収集されたデータを二次利用した薬剤疫学研究が行われるようになり[7]，昨今では多くの薬剤疫学研究において既存のデータベースが利用されている．研究目的のためにデータを収集する一次データ収集（primary data collection）研究よりも，データベース研究が中心になってきた背景には，IT 技術の発展だけではなく，以下に挙げる薬剤疫学特有の理由がある．

　1 つめに，膨大なサンプルサイズが必要であることが挙げられる．医薬品の安全性評価の場合，副作用は 0.1％未満といった非常にまれな頻度で起こる可能性があり，その影響を定量的に評価するために必要なサンプルサイズは膨大な数となる．

　2 つめに，臨床試験に含まれなかったような多様な背景をもつ患者を対象集団に含めた評価が求められることが挙げられる．特に，副作用のハイリスク集団を特定することが求められる場合に，研究対象を絞らずに幅広く検討する必要がある．

　3 つめに，過去の疾患の既往歴や薬剤の処方歴について詳細なデータの入手が必要であることが挙げられる．観察研究において交絡要因となりうる情報の正確性は重要であるが，一次データ収集では，既往歴や処方歴を患者や医療者の記憶に頼ることが多く，しばしば不正確であるとともに，収集すべき項目が多くなると欠測データも増えてしまう．

　4 つめに，行政的な観点として，迅速にデータを入手し，適切な措置を講ずる必要があることが挙げられる．前向きコホート研究を新たに計画すると，答えを得るまでに時間を要し，もし本当の薬害であった場合，その間に薬害が広がってしまう可能性がある．

　以上の点を踏まえた調査を一次データ収集による方法で実現することは非現実的であり，また実現できたとしても非常にコストが高くなってしまう．そこで，これらの薬剤疫学の課題をクリアするべく，現実的かつ低コストでの薬剤疫学研

究を迅速に実施する手段として，各種データベースが用いられるようになった．

1.2 リアルワールドデータとリアルワールドエビデンス

　昨今，薬剤疫学の分野やその関連領域では，リアルワールドデータ（real world data: RWD）とリアルワールドエビデンス（real world evidence: RWE）という言葉が頻用されるようになった．その背景には，これまでの臨床試験のような厳格に計画・管理された環境下で収集されたデータではないデータを薬事行政の判断に用いようとする動きがある．本節では，RWD と RWE の詳細な定義について紹介する．

◎◎ 1.2.1　リアルワールドデータ

　医薬品規制調和国際会議（ICH）が公表した「ICH Reflection on "GCP Renovation": Modernization of ICH E8 and Subsequent Renovation of ICH E6」によると，RWD は 2 種類のデータに分類することができるとされている[8]．一つは，電子カルテに含まれる診療記録や診療報酬明細書（レセプト）などのデータである．もう一つは，患者レジストリや疾患レジストリと呼ばれるデータであり，患者の疾患ごと，あるいは曝露ごとに定義された集団における特定のアウトカムを評価することを目的に，統一的なフォーマットで収集されたものである[*1]．

　従来は，前者がデータベース研究，後者がレジストリ研究やコホート研究などと呼ばれることが一般的であったが，最近は上記いずれもリアルワールドデータ研究と呼ばれることが多い．

　また，米国の薬事規制当局である食品医薬品局（Food and Drug Administration: FDA）によると，RWD は「様々な情報源から日常的に収集された患者の健康状態や医療の供給に関するデータ」と定義されている[9]．また，その例として，電子カルテやレセプトデータ，患者報告，モバイルデバイスからのデータなどが紹介されており，上述の ICH の定義よりもさらにカバーされている範囲が広い．

[*1]　レジストリに含まれる患者 ID と，いくつかの病院の電子カルテデータの患者 ID を連結することで電子カルテデータやレセプトをレジストリに取り込むといったようなハイブリッドなレジストリも存在する．

電子カルテやレセプトデータについては本書の第 2 章で解説する.

⓪ 1.2.2　リアルワールドエビデンス

　米国の連邦食品・医薬品・化粧品法において，RWE は，「伝統的な臨床試験以外のソースによる医薬品の使用や潜在的なベネフィットあるいはリスクに関するデータ」と定義されている[10]．また，FDA では，上記の法律を踏まえた上で，RWDと RWE の違いをより明確に分けるため，RWE を「RWD の解析から生じた医療製品の使用や潜在的ベネフィットあるいはリスクに関する臨床的根拠」と定義し，RWD＝RWE ではないことを明確に示している．また，「リアルワールド」というと，非介入というイメージが強いが，FDA 文書においては，ランダム化試験でRWD を用いて情報収集しているようなプラグマティックトライアル（pragmatic trial）なども RWE の範疇に入るとしている.

● *Column 2*
日本における薬事申請へのリアルワールドデータ利用

　新薬開発および薬事申請に RWD を用いるための動きが世界中で加速しており，日本も例外ではない．日本では，厚生労働省により 2015 年度から RWD を新薬開発に活用するための環境構築などを目的とした事業である Clinical Innovation Network（CIN）が開始された．本事業では各種疾患登録システムの構築や疾患登録システムを用いた治験（新薬の承認申請のために実施される臨床試験）や臨床研究の実施を推進することを目的としている．この事業の一貫として，2021 年 3 月には「承認申請等におけるレジストリの活用に関する基本的考え方」[1] および「レジストリデータを承認申請等に利用する場合の信頼性担保のための留意点」[2] が厚生労働省より通知として発出された.

　2018 年度に取りまとめられた CIN に関する AMED 研究班の報告書によると，新薬開発に関する RWD の活用用途として，①市場調査・治験の実施可能性調査，②治験や製造販売後臨床試験の実施計画作成，③治験や製造販売後臨床試験の候補患者のリクルート，④希少疾病等の治験等による開発が困難な領域における治験等（製造販売後臨床試験を含む）の対照群等，⑤製造販売後調査，の 5 つが挙げられている[3]．承認申請に関わらない①～③における RWD の活用は以前より実施されてきたところである．承認申請に関わる④については現在，医薬品医療機器総合機

構（PMDA）の CIN ワーキンググループでの検討が進められている．その活動の一環として，新薬の承認申請にレジストリを用いることに関する相談制度が 2019 年 4 月より開始されている[4]．再審査申請に関わる⑤については，「医薬品の製造販売後の調査及び試験の実施の基準に関する省令（GPSP 省令）」[5]が 2019 年 4 月に改正・施行され，GPSP 遵守による信頼性担保を前提として，レジストリを含む各種 RWD を製造販売後調査として用いることが可能となっている．

　国際的な動きとしては，ICH E6 ガイドライン「医薬品の臨床試験の実施の基準（Good Clinical Practice: GCP）」[6]の改訂が挙げられる．治験は GCP を遵守することで信頼性を担保しなければならない．これまで，通常の臨床試験は一次データ収集に基づいていることから，RWD は GCP のスコープ外であった．2017 年に公表された「ICH Reflection on "GCP Renovation": Modernization of ICH E8 and Subsequent Renovation of ICH E6」[7]では，臨床試験のデータソース多様化に合わせた GCP の刷新が掲げられている．これを受けて，RWD の信頼性基準についての検討が開始され，ICH E6 ガイドラインの改訂作業が現在進められている．

　ちなみに，この RWD を活用した新薬開発が推し進められている背景には，超高齢化社会における医療費増大による国の財政問題がある．新薬開発を推し進めたい反面，医療費削減のために薬価を下げたい国と，高額薬価が見込めないために新薬開発コストを下げたい産業界にとって，迅速かつ低コスト化が期待される RWD の活用は必要不可欠である．また，RWD 活用により新薬が低薬価で販売されることになれば，患者にとっても新薬アクセスが向上し，国民全体の利益にもつながることとなる．この三方良しの関係構築を達成するためにも，これまで RWD とともに発展してきた薬剤疫学が果たすべき役割は大きく，今後ますます薬事申請における薬剤疫学のニーズが高まっていくと考えられる．

文　　献

1) 厚生労働省医薬・生活衛生局医薬品審査管理課長，厚生労働省医薬・生活衛生局医療機器審査管理課長．「承認申請等におけるレジストリの活用に関する基本的考え方」について．薬生薬審発 0323 第 1 号，薬生機審発 0323 第 1 号，令和 3 年 3 月 23 日．
2) 厚生労働省医薬・生活衛生局医薬品審査管理課長，厚生労働省医薬・生活衛生局医療機器審査管理長．「レジストリデータを承認申請等に利用する場合の信頼性担保のための留意点」について．薬生薬審発 0323 第 2 号，薬生機審発 0323 第 2 号，令和 3 年 3 月 23 日．
3) AMED 医薬品等規制調査・評価研究事業．患者レジストリデータを用い，臨床開発の効率化を目指すレギュラトリーサイエンス研究（研究課題番号 JP18mk0101068）．患者レジストリデータを医薬品等の承認申請資料等として活用する場合におけるデータの信頼

性担保に関する提言. Jpn Pharmacol Ther 2019; **47**, suppl.1.［最終閲覧日 2020.12.1］

4) 医薬品医療機器総合機構. 医薬品/再生医療等製品レジストリ活用相談. https://www.pmda.go.jp/review-services/f2f-pre/consultations/0101.html［最終閲覧日 2020.12.1］

5) 厚生労働省. 医薬品の製造販売後の調査及び試験の実施の基準に関する省令等の一部を改正する省令. 厚生労働省令 第 116 号, 平成 29 年 10 月 26 日. https://www.pmda.go.jp/files/000220766.pdf［最終閲覧日 2020.12.1］

6) 厚生労働省医薬・生活衛生局医薬品審査管理課長.「「医薬品の臨床試験の実施の基準に関する省令」のガイダンスについて」の改正について. 薬生薬審発 0705 第 3 号, 令和元年 7 月 5 日. https://www.pmda.go.jp/files/000230974.pdf［最終閲覧日 2020.12.1］

7) ICH Reflection on "GCP Renovation": Modernization of ICH E8 and Subsequent Renovation of ICH E6. 2017. https://admin.ich.org/sites/default/files/2019-04/ICH_Reflection_paper_GCP_Renovation_Jan_2017_Final.pdf［最終閲覧日 2020.12.1］

1.3　リアルワールドデータを用いた薬剤疫学研究の事例

RWD の一種である電子カルテやレセプトデータを用いた薬剤疫学研究の事例から, 代表的な観察研究のデザインであるコホート研究, ネスティッド・ケース・コントロール研究, 自己対照研究を用いた 3 つの事例を紹介する.

1.3.1　ロシグリタゾンと心血管イベント

医薬品の安全性に関して懸念が生じた際に, 安全対策措置を講ずる必要性があるのかどうかを判断するため, 既存のデータベースを用いて評価を行うことがある. その代表例として, ロシグリタゾンによる心血管イベントのリスクを評価したコホート研究を紹介しよう[11].

欧米では 2000 年頃から, 2 型糖尿病治療薬であるチアゾリジンジオン誘導体のロシグリタゾン（日本では未承認）とピオグリタゾン（日本では 1999 年に承認）が販売されていた. しかし, 2007 年の半ばに公表されたランダム化比較試験のメタ解析において, ロシグリタゾンが, 他の糖尿病治療薬と比較して急性心筋梗塞や心血管イベントによる死亡のリスクを上昇させる可能性が示唆された[12]. 一方で, ピオグリタゾンを対象としたランダム化比較試験のメタ解析では, ピオグリタゾンは非致死性の急性心筋梗塞, 脳卒中, 全死亡のリスクを低下させる可能性が示唆された[13]. そこで, FDA に所属する研究者を筆頭に, 米国のリアルワール

ドデータを用いて，ロシグリタゾンとピオグリタゾンの心血管イベントのリスク
を直接比較するコホート研究が行われた[11]．

　論文の著者らは，米国 Medicare データベースを用いて，2006 年 7 月〜2009 年
6 月にロシグリタゾンまたはピオグリタゾンを新たに使用開始した 65 歳以上の患
者 227,571 人（ロシグリタゾン群 67,593 人，ピオグリタゾン群 159,978 人）を同定
した．アウトカムとして心筋梗塞，脳卒中，心不全，全死亡，および複合エンド
ポイント（心筋梗塞，脳卒中，心不全または全死亡）を設定した．観察期間は，ロ
シグリタゾンまたはピオグリタゾンの開始日から，アウトカムの発生，7 日間以上
処方期間が途切れた時点，異なるチアゾリジンジオン誘導体（ロシグリタゾン群
にとってはピオグリタゾン，ピオグリタゾン群にとってはロシグリタゾン）の処
方，アウトカムとは関係のない入院，または研究期間の終了日（2009 年 6 月末）
までとした．

　Cox 回帰モデルを用いて，交絡要因（年齢，性別，人種，併存疾患，処方内容など）
を調整した結果，ロシグリタゾン対ピオグリタゾンの調整後ハザード比（95%信頼
区間）は心筋梗塞 1.06（0.96–1.18），脳卒中 1.27（1.12–1.45），心不全 1.25（1.16–1.34），
全死亡 1.14（1.05–1.24），複合エンドポイント 1.18（1.12–1.23）であった．以上から，
65 歳以上の糖尿病患者において，ロシグリタゾンは脳卒中，心不全，全死亡のリ
スクを増加させている可能性があると結論された．

　この研究結果が公表された 2010 年 7 月から 2 カ月後の 9 月，本研究結果を含む
様々な情報をもとに，米国 FDA はロシグリタゾンにリスク評価・緩和戦略（Risk
Evaluation and Mitigation Strategy: REMS[*2]）を課し，その使用を（ピオグリタゾン
を含む）他の糖尿病治療薬が使用できない理由がある患者に制限することを決定
した[14]．また，その翌年 2011 年 5 月には REMS が強化され，ロシグリタゾンを処
方する医師およびその患者は特別なプログラムへ登録しなければならず，また，
その患者は当該プログラムで認定された薬局でのみロシグリタゾンを入手可能と
する供給体制が敷かれることとなった[15]．

　なお，その後の動きとしては，2013 年 11 月に新しい情報を踏まえた再検討によ

[*2]　REMS は，FDA 再生法に基づき導入されたしくみであり，医薬品のベネフィットがそのリスクを上
　　回ることを確実にするための要件である．製薬企業がこの要件を守れなかったときにはペナルティ
　　が科せられる．

り REMS は一部解除（使用制限の撤廃）され[16]，2016 年には REMS は完全に解除された[17]．一方，欧州医薬品庁（European Medical Agency: EMA）は，2010 年 9 月に承認を停止する措置をとり[18]，その後も販売停止のままである．

　このように，医薬品に関して生じた懸念に対して，データベースを用いた大規模なコホート研究が実施され，それが根拠となって行政判断につながっていくことは珍しくない．

◎ 1.3.2　インクレチン関連薬と心不全

　Canadian Network for Observational Drug Effect Studies (CNODES) は 2011 年に設立されたカナダの研究組織である[19]．CNODES の主な活動は，カナダの複数の州および海外（米国の MarketScan データベースや英国の Clinical Practice Research Datalink [CPRD]）のリアルワールドデータを備え，市販された医薬品の安全性や効果を素早く検討することである．これまで 10 以上の大規模研究が行われており[20]，その中でインクレチン関連薬（dipeptidyl peptidase-4 [DPP-4] 阻害薬，glucagon-like peptide 1 [GLP-1] 受容体作動薬）と心不全[21]，急性膵炎[22]，および膵がん[23] の関連を検討したネスティッド・ケース・コントロール研究がある．

　インクレチン関連薬と心不全の研究では，カナダの 4 州（アルバータ，マニトバ，オンタリオ，サスカチュワン），米国 MarketScan，英国 CPRD の 6 つのデータベースの中で，それぞれ新たに経口糖尿病薬を処方または調剤された患者（新規の糖尿病治療開始だけでなく，他の経口糖尿病薬クラスからの切り替えや上乗せを含む）をコホートに設定した[21]．コホートエントリー前に心不全の既往がある患者とない患者に分け，各グループの中でコホートエントリー後に初めて心不全により入院した患者（ケース）を同定し，ケースと性別，年齢（±365 日），コホート登録日（±180 日），糖尿病治療期間（±90 日），追跡期間でマッチさせたコントロールを 1：20 の比を目標に選定した．心不全の既往がある患者とない患者ごとに，条件付きロジスティック回帰を用いてインクレチン関連薬と心不全入院の間のハザード比（種々の併存症やコホートエントリー時の併用薬で調整）を求め，最後に 6 つのデータベースの結果を変量効果モデルによりプールした．その結果，心不全の既往がある患者ではハザード比 0.86（95%信頼区間 0.62–1.19），心不全の既往がない患者でもハザード比 0.82（0.67–1.00）と，インクレチン関連薬

が心不全入院のリスク増加と関連しているエビデンスは認められなかった.

　インクレチン関連薬と急性膵炎および膵がんのリスクもほぼ同様に検討され, いずれもリスク増加は認められなかった[22,23]. なお, 論文の中では, 筆者らがケース・コントロール研究を選択した理由として「薬剤の使用が時間と共に変化する性質, コホートのサイズの大きさ, および比較的長いフォローアップ期間を理由にこのアプローチを選択した」と記載されている. リアルワールドデータを用いた研究はコホート研究が基本となるが, この事例のようにケース・コントロール研究を選択する場合もありうる.

◎◎ 1.3.3　インフルエンザワクチン接種とてんかん発作

　リアルワールドデータを用いてワクチンの安全性を評価する場合, コホート研究デザインや[24], ケース・コントロール研究デザインを用いることもあるが[25], 自己対照研究の一種である自己対照ケースシリーズ[26]（self-controlled case series: SCCS）が用いられる場合もある[27]. SCCS では, 興味のあるイベントを経験したケースのみが解析に寄与するため, ワクチン接種者に対して非接種者の数が極端に少ない場合や, 非接種者の特徴が接種者と大きく異なると考えられる場合などに有用である.

　2009 年に世界的に大流行した新型インフルエンザ（A/H1N1）ワクチンによるてんかん発作リスク上昇の懸念に対して, スウェーデンの 3 地域にてワクチンのレジストリを利用した検討が行われた[28]. 2009 年 10 月〜2010 年 5 月にレジストリに登録されたワクチン接種者 373,398 人（年齢 0〜106 歳, 中央値 41.2 歳）を, 患者レジストリとリンケージして, ワクチン接種日の前 90 日から後 90 日までの間にてんかん発作の診断を受けた 859 人（うち, 739 人はてんかんの既往あり, 121 人は既往なし）を同定した. 図1.1 のとおり, ワクチン接種当日から 30 日目までをリスク期間と考え, これをさらに当日〜7 日目と 8〜30 日目の 2 つに分けた. 残りの期間から, 直前の 30 日間を前曝露期間として除いた期間をコントロール期間とした. 条件付きポアソン回帰を用いて, 各患者の中でリスク期間とコントロール期間のてんかん発作の発生率を比較した. その結果, てんかん発作の発生率比（95%信頼区間）は, てんかんの既往がある人々においては当日〜7 日目 1.01 （0.74–1.39）, 8〜30 日目 1.00 （0.83–1.21）, てんかんの既往がない人々においては

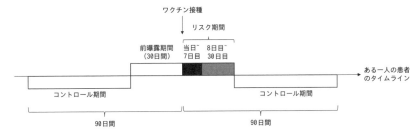

図 1.1 新型インフルエンザ（A/H1N1）ワクチンとてんかん発作の関係についての自己
対照ケースシリーズのイメージ

当日〜7 日目 0.67（0.27–1.65），8〜30 日目 1.11（0.73–1.70）と，リスクの上昇は認
められなかった．以上から，新型インフルエンザ（A/H1N1）ワクチンがてんかん
発作のリスクを増やす明らかなエビデンスはないと結論された．

文　　献

1) Strom BL, Kimmel SE, Hennessy S (eds.). *Pharmacoepidemiology*, 6th edition. Wiley-Blackwell, 2019.
2) 石黒智恵子，宇山佳明．医薬品安全性監視におけるリアルワールドデータ活用に向けた薬事
   規制の変革．薬剤疫学 2019; **24**(1): 11-8.
3) Rogers AS. Adverse drug events: Identification and attribution. *Drug Intelligence and Clinical Pharmacy* 1987; **21**: 915-20.
4) WHO Pharmacovigilance. https://www.who.int/teams/regulation-prequalification/pharmacovigilance
   ［最終閲覧日 2020.12.1］
5) 厚生労働省医薬食品局審査管理課長，厚生労働省医薬食品局安全対策課長．医薬品安全性監
   視の計画について（ICH E2E ガイドライン）．薬食審査発第 0916001 号，薬食安発第 0916001
   号，平成 17 年 9 月 16 日．https://www.pmda.go.jp/files/000156059.pdf ［最終閲覧日 2020.12.1］
6) Meyboom RH, Egberts AC, Edwards IR, et al. Principles of Signal Detection in Pharmacovigilance.
   Drug Saf 1997; **16**(6): 355-65.
7) Strom BL, Kimmel SE, Hennessy S (eds.). *Textbook of Pharmacoepidemiology*. John Wiley & Sons, 2013.
8) ICH Reflection on "GCP Renovation": Modernization of ICH E8 and Subsequent Renovation of ICH
   E6. 2017. https://admin.ich.org/sites/default/files/2019-04/ICH_Reflection_paper_GCP_Renovation_
   Jan_2017_Final.pdf ［最終閲覧日 2020.12.1］
9) Food and Drug Administration. Framework for FDA's Real-World Evidence Program. 2018.
   https://www.fda.gov/media/120060/download ［最終閲覧日 2020.12.1］
10) Section 505F(b) of the FD&C Act (21 U.S.C. 355g(b)). https://uscode.house.gov/view.xhtml?req=
    (title:21%20section:355g%20edition:prelim) ［最終閲覧日 2020.12.1］
11) Graham DJ, Ouellet-Hellstrom R, MaCurdy TE, et al. Risk of acute myocardial infarction, stroke, heart
    failure, and death in elderly Medicare patients treated with rosiglitazone or pioglitazone. *JAMA* 2010;

304(4): 411-8.

12) Nissen SE, Wolski K. Effect of rosiglitazone on the risk of myocardial infarction and death from cardio-vascular causes. *N Engl J Med* 2007; **356**(24): 2457-71.

13) Lincoff AM, Wolski K, Nicholls SJ, et al. Pioglitazone and risk of cardiovascular events in patients with type 2 diabetes mellitus: A meta-analysis of randomized trials. *JAMA* 2007; **298**(10): 1180-8.

14) FDA Drug Safety Communication: Avandia (rosiglitazone) labels now contain updated information about cardiovascular risks and use in certain patients. https://www.fda.gov/drugs/drug-safety-and-availability/fda-drug-safety-communication-avandia-rosiglitazone-labels-now-contain-updated-information-about［最終閲覧日 2020.12.1］

15) FDA Drug Safety Communication: Updated Risk Evaluation and Mitigation Strategy (REMS) to Restrict Access to Rosiglitazone-containing Medicines including Avandia, Avandamet, and Avandaryl [5-18-2011] https://web.archive.org/web/20170722185941/https://www.fda.gov/Drugs/DrugSafety/ucm255005.htm［最終閲覧日 2020.12.1］

16) FDA Drug Safety Communication: FDA requires removal of some prescribing and dispensing restrictions for rosiglitazone-containing diabetes medicines. https://www.fda.gov/drugs/drug-safety-and-availability/fda-drug-safety-communication-fda-requires-removal-some-prescribing-and-dispensing-restrictions［最終閲覧日 2020.12.1］

17) FDA Drug Safety Communication: FDA eliminates the Risk Evaluation and Mitigation Strategy (REMS) for rosiglitazone-containing diabetes medicines. https://www.fda.gov/drugs/drug-safety-and-availability/fda-drug-safety-communication-fda-eliminates-risk-evaluation-and-mitigation-strategy-rems［最終閲覧日 2020.12.1］

18) European Medicines Agency. European Medicines Agency recommends suspension of Avandia, Avandamet and Avaglim. Press release. 2010. http://www.ema.europa.eu/docs/en GB/document library/Press release/2010/09/WC500096996.pdf［最終閲覧日 2020.12.1］

19) The Canadian Network for Observational Drug Effect Studies (CNODES). www.cnodes.ca［最終閲覧日 2020.12.1］

20) Platt RW, Henry DA, Suissa S. The Canadian Network for Observational Drug Effect Studies (CNODES): Reflections on the first eight years, and a look to the future. *Pharmacoepidemiol Drug Saf* 2020; **Suppl 1**: 103-7.

21) Filion K, Azoulay L, Platt RW, et al. A multicenter observational study of incretin-based drugs and heart failure. *N Engl J Med* 2016; **374**(12): 1145-54.

22) Azoulay L, Filion KB, Platt RW, et al. Association between incretin-based drugs and the risk of acute pancreatitis. *JAMA Intern Med* 2016; **176**(10): 1464-73.

23) Azoulay L, Filion KB, Platt RW, et al. Incretin based drugs and the risk of pancreatic cancer: International multicentre cohort study. *BMJ* 2016; **352**: i581.

24) Hviid A, Hansen JV, Frisch M, et al. Measles, Mumps, Rubella Vaccination and Autism: A Nationwide Cohort Study. *Ann Intern Med* 2019; **170**(8): 513-20.

25) Smeeth L, Cook C, Fombonne E, et al. MMR vaccination and pervasive developmental disorders: A case-control study. *Lancet* 2004; **364**(9438): 963-9.

26) Farrington CP. Relative incidence estimation from case series for vaccine safety evaluation. *Biometrics* 1995; **51**(1): 228-35.

27) Gault N, Castañeda-Sanabria J, De Rycke Y, et al. Self-controlled designs in pharmacoepidemiology in-

volving electronic healthcare databases: A systematic review. *BMC Med Res Methodol* 2017; **17**(1): 25.

28) Arnheim-Dahlström L, Hällgren J, Weibull CE, et al. Risk of presentation to hospital with epileptic seizures after vaccination with monovalent AS03 adjuvanted pandemic A/H1N1 2009 influenza vaccine (Pandemrix): Self controlled case series study. *BMJ* 2012 Dec 18; **345**: e7594.

chapter *2* | 薬剤疫学研究計画書の書き方

2.1　計画書に含めるべき要素

◎ 2.1.1　研究計画書作成の重要性

　あらゆる医学研究は適切に計画され，実施され，報告されるべきである[1]．研究計画書は研究を適切に実施するために必須である．また，研究報告書は，研究結果を医学雑誌や当局へ報告する際に，基本的に研究計画書に沿って作成されるものである．

　留意が必要な点として，データベース研究の場合，一次データ収集研究とは違い，すでにデータが手元にあるため，詳細な計画書がなくとも何らかの解析行為はできてしまう．しかし，研究である以上，明確な仮説とそれに対応する最適な手法を計画して実行するべきである．また，解析結果が恣意的な後付け解析ではないことを担保するためにも，研究計画書が重要な役割を担う．

◎ 2.1.2　研究計画書および報告書に関する各種ガイドライン

　国際薬剤疫学会（International Society for Pharmacoepidemiology: ISPE）が作成している Good Pharmacoepidemiology Practices (GPP) ガイドライン第 4 版[2] において，RWD を用いた薬剤疫学研究の計画書および報告書に含めるべき要素が示されている．日本においては，医薬品医療機器総合機構（Pharmaceuticals and Medical Devises Agency: PMDA）による「医療情報のデータベース等を用いた医薬品の安全性評価における薬剤疫学研究の実施に関するガイドライン[3]」の 2 章「研究実施計画書の作成」および 5 章「研究結果報告書の作成」に提示されている要素には，GPP ガイドライン（当時第 2 版[4]）の内容が反映されている（表 2.1）．この PMDA のガイドラインでは，報告書の作成の際には STROBE[5]（疫学における観察研究の報

表 2.1 「医療情報のデータベース等を用いた医薬品の安全性評価における薬剤疫学研究の実施に関するガイドライン[3]」の 2 章「研究実施計画書の作成」および 5 章「研究結果報告書の作成」に提示されている項目

（表紙）研究実施計画書標題
研究実施計画書更新履歴（確定日，更新日，変更理由，変更内容）
用語の定義
目的
背景・先行研究
研究実施体制
研究期間
データソースの選択，データの入手方法
研究デザイン
サンプルサイズ，検出力
対象集団の定義
曝露の定義
アウトカムの定義
共変量の定義
バリデーション
データマネジメント，統計解析
研究の限界*
結果の公表の有無，公表方法
個人情報保護と倫理
利益相反，透明性の確保
研究結果**
考察**
参考文献

---

*ガイドラインの中の 2 章「研究実施計画書の作成」に特化した項目（ただし，5 章に特化した項目である「考察」の中には「研究の限界」についての記載も含まれる）．
**ガイドラインの中の 5 章「研究結果報告書の作成」に特化した項目．

告の強化[6]）声明も参照することが推奨されている．STROBE 声明は，2015 年に RECORD[7]（日々観察されて集められている診療情報を用いた研究の報告基準[8]）声明，さらに 2018 年には RECORD-PE[9]（日常的に観察されて集められる健康情報を用いて行われる薬剤疫学研究の報告に関する声明[10]）に拡張されており，今後は RECORD-PE が RWD を用いた薬剤疫学研究の報告内容に関するスタンダードになることが期待されている．

　なお，製薬企業が規制当局に提出する資料として実施する調査については，各

国の薬事規制に準じた計画書および報告書の項目を記載する必要がある．日本では，計画書に含めるべき最低限の項目は厚生労働省令[11]に基づいた形で，厚生労働省医薬食品局課長通知「医薬品リスク管理計画の策定について（薬食審査発 0426 第 2 号・薬食安発 0426 第 1 号，平成 24 年 4 月 26 日，平成 29 年 12 月 5 日改訂）」の別添[12]に規定されており，さらに詳細な記載要領としては「製造販売後データベース調査実施計画書の記載要領[13]」が PMDA のホームページに公開されている．欧州では，欧州医薬品庁（EMA）が，計画書フォーマット[14]と，報告書フォーマット[15]をそれぞれガイドラインとして規定している．米国では，米国食品医薬品局（FDA）が FDA 職員と製薬業界向けの電子化医療情報を用いた薬剤疫学研究の実施に関するガイダンスを公表しており，その中に計画書と報告書に含めるべき要素が紹介されている[16]．

文　　献

1) Moher D, Glasziou P, Chalmers I, et al. Increasing value and reducing waste in biomedical research: who's listening? *Lancet* (London, England) 2016; **387**(10027): 1573-86.

2) Guidelines for Good Pharmacoepidemiology Practice (GPP). *Pharmacoepidemiol Drug Saf* 2016; **25**(1): 2-10.

3) 医薬品医療機器総合機構．医療情報のデータベース等を用いた医薬品の安全性評価における薬剤疫学研究の実施に関するガイドライン．平成 26 年 3 月 31 日．https://www.pmda.go.jp/files/000147250.pdf［最終閲覧日 2020.12.1］

4) Guidelines for Good Pharmacoepidemiology Practices (GPP). *Pharmacoepidemiol Drug Saf* 2008; **17**(2): 200-8.

5) von Elm E, Altman DG, Egger M, et al. The Strengthening the Reporting of Observational Studies in Epidemiology (STROBE) statement: Guidelines for reporting observational studies. *Epidemiology* (Cambridge, Mass) 2007; **18**(6): 800-4.

6) 上岡洋晴，津谷喜一郎．疫学における観察研究の報告の強化（STROBE 声明）：観察研究の報告におけるガイドライン．中山健夫，津谷喜一郎（編著）．臨床研究と疫学研究のための国際ルール集．pp. 202-9．ライフサイエンス出版，2008.

7) Benchimol EI, Smeeth L, Guttmann A, et al. The REporting of studies Conducted using Observational Routinely-collected health Data (RECORD) statement. *PLoS Med* 2015; **12**(10): e1001885.

8) 奥山絢子，横山加代子，東尚弘．日々の診療情報を用いた研究報告の質向上への提案—RECORD: The Reporting of studies Conducted using Observational Routinely-collected health Data（日々観察されて集められている診療情報を用いた研究の報告基準）の日本語版について—．医療の質・安全学会誌 2017; **12**(4): 413-7, 478-80（資料 2）.

9) Langan SM, Schmidt SA, Wing K, et al. The reporting of studies conducted using observational routinely collected health data statement for pharmacoepidemiology (RECORD-PE). *BMJ* (Clinical re-

search ed) 2018; **363**: k3532.

10) 奥山絢子，岩上将夫，友滝愛ほか．日々の診療情報を用いた研究報告の質向上への提案 2 ―RECORD-PE: The REporting of studies Conducted using Observational Routinely collected health Data statement for Pharmacoepidemiology（日常的に観察されて集められる健康情報を用いて行われる薬剤疫学研究の報告に関する声明）の日本語版について―．医療の質・安全学会誌 2019; **14**(2): 133-8, 212-33（資料 2）．

11) 厚生労働省第 171 号「医薬品の製造販売後の調査及び試験の実施の基準に関する省令」https://www.mhlw.go.jp/web/t_doc?dataId=81aa6623&dataType=0&pageNo=1 ［最終閲覧日 2020.12.1］

12) 厚生労働省医薬食品局審査管理課長，厚生労働省医薬食品局安全対策課長．医薬品リスク管理計画の策定について．薬食審査発 0426 第 2 号，薬食安発 0426 第 1 号，平成 24 年 4 月 26 日．平成 29 年 12 月 5 日改訂．https://www.pmda.go.jp/files/000221116.pdf ［最終閲覧日 2020.12.1］

13) 医薬品医療機器総合機構．製造販売後データベース調査実施計画書の記載要領．平成 30 年 1 月 23 日．https://www.pmda.go.jp/files/000222302.pdf ［最終閲覧日 2020.12.1］

14) European Medicines Agency. Guidance for the format and content of the protocol of non-interventional post-authorisation safety studies. 2012. https://www.ema.europa.eu/en/documents/other/guidance-format-content-protocol-non-interventional-post-authorisation-safety-studies_en.pdf ［最終閲覧日 2020.12.1］

15) European Medicines Agency. Guidance for the format and content of the final study report of non-interventional post-authorisation safety studies. 2013. https://www.ema.europa.eu/en/documents/regulatory-procedural-guideline/guidance-format-content-final-study-report-non-interventional-post-authorisation-safety-studies_en.pdf ［最終閲覧日 2020.12.1］

16) U.S. Department of Health and Human Services, et al. Guidance for Industry and FDA Staff: Best practices for conducting and reporting pharmacoepidemiologic safety studies using electronic health-care data. 2013. https://www.fda.gov/media/79922/download ［最終閲覧日 2020.12.1］

● *Column 3*
薬剤疫学の雑誌，教科書の紹介

　本書を通じて薬剤疫学に興味をもっていただいた読者の方には，テキストブックでさらに学び，また薬剤疫学の専門誌で最新の情報をアップデートしていただきたい．

　薬剤疫学について最も詳しく書いてあるテキストブックとしては，1989 年に初版，2020 年現在第 6 版まで出ている “Pharmacoepidemiology” (Wiley-Blackwell) がある．ただし，この本は厚く高価格であるため，もう少し気軽に読みたい場合には簡易版である “Textbook of Pharmacoepidemiology 2nd edition” (Wiley-Blackwell) をお薦めしたい．なお，その和訳版に当たる『ストロムの薬剤疫学』（南山堂）も 2019 年に

出版された．和書としては『薬剤疫学の基礎と実践 第二版』（医薬ジャーナル社）があり，方法論だけでなく日本特有の制度についても詳しく記載がある．

　薬剤疫学の専門誌としては，まず国際薬剤疫学会（International Society for Pharmacoepidemiology: ISPE）による公式ジャーナルである 'Pharmacoepidemiology and Drug Safety (PDS)' が挙げられる．この雑誌は，薬の使用・効果・安全性に関するリアルワールドデータ研究からシステマティックレビュー・メタアナリシスまで，幅広く薬剤疫学に関する論文を取り上げている．また，年次学術総会（International Conference on Pharmacoepidemiology & Therapeutic Risk Management）の抄録集に加え，年に 1, 2 回発刊される特集号は充実しており，最近ではバリデーション研究に関する特集号が 2 巻にわたって発行された[1,2]．国際ファーマコビジランス学会（International Society of Pharmacovigilance: ISoP）による 'Drug Safety' は，医薬品安全性監視（Pharmacovigilance）全般をカバーしており，薬剤疫学研究論文はもちろんのこと，ケースシリーズなどの定性的な評価の論文から，リスクベネフィット評価や，リスクマネジメントに関する論文など，医薬品のライフサイクルに関わる研究論文を幅広く取り上げている．日本薬剤疫学会の専門誌としては年に 2 回発刊される「薬剤疫学」があり，J-Stage から無料で閲覧することができる．薬剤疫学の原著論文に加え，定期的な企画[3]やタスクフォースの活動報告書[4]などが掲載される．また，薬剤疫学だけに限らない，疫学専門誌である 'Epidemiology' や 'Journal of Clinical Epidemiology' にも，ときどき薬剤疫学研究や，その方法論に関する研究が取り上げられることがあるため押さえておきたい．

　臨床薬理系の専門誌に RWD を用いた研究論文が取り上げられることも珍しくない．例えば，米国臨床薬理治療学会（American Society for Clinical Pharmacology and Therapeutics: ASCPT）による 'Clinical Pharmacology and Therapeutics'，英国薬理学会（British Pharmacological Society）による 'British Journal of Clinical Pharmacology' は基礎研究や第 I～III 相試験に関する論文が多く見受けられるが，近年はリアルワールドデータ研究の掲載が増えている．そして，世界四大医学雑誌の中では 'British Medical Journal (BMJ)' がしばしば薬剤疫学論文を取り上げる傾向にあり，'Journal of the American Medical Association (JAMA)' はまれに，'New England Journal of Medicine' と 'The Lancet' はごくまれに，取り上げている印象がある．

文　　献

1)　Special issue: Validation studies: Critical methods for pharmacoepidemiology. *Pharmacoepidemiol Drug Saf* 2018; **27**(10): 1053-151.

2) Special issue: Validation studies: Critical methods for pharmacoepidemiology Part II. *Pharmacoepidemiol Drug Saf* 2019; **28**(1): 3-122.

3) 企画／リアルワールドデータ活用による承認審査・安全性監視の進展・チャレンジ. 薬剤疫学 2019; 24(1): 1-39.

4) 岩上将夫, 青木事成, 赤沢学ほか.「日本における傷病名を中心とするレセプト情報から得られる指標のバリデーションに関するタスクフォース」報告書. 薬剤疫学 2018; 23(2): 95-123.

2.2　研究目的

2.2.1　リアルワールドデータ研究の質と目的の設定

そもそも研究の質，質が高い研究とは何であろうか？ 欧州医薬品庁（EMA）では，

> 　質とは一般に目的への適合として定義されます．臨床研究は意思決定をサポートするための情報を生成するために行われます．したがって，生成される情報の質は，適切な意思決定をサポートするのに十分なものでなければなりません[1]．

と定義され，Clinical Trials Transformation Initiative (CTTI) においては，

> 　臨床試験における「質」は，意思決定に対する重要なエラーすなわち，被験者の安全性あるいは結果の信頼性（ゆえに将来の患者へのケア）に重大な影響を与えるエラー，がないこととして定義されます[2]．

となっている．いずれも目的に合致した研究が行われているか，研究で解決しなければならない疑問に効率的に回答が得られているか，という視点が考慮されている．すなわち，研究の目的を設定し，それを達成するための合理的根拠（rationale）

を踏まえ，研究デザインを選択することが重要である．具体的には，臨床現場などから生じるクリニカルクエスチョン（clinical question: CQ）について既存のエビデンスのレビューを踏まえ，研究の目的を具体的かつ明確な形に書き表したリサーチクエスチョン（research question: RQ）に落とし込むことになる．リサーチクエスチョンとは，調査・研究によって実際にどのような答えを得ようとするのかを疑問文の形で表したものである[3]．

◎ 2.2.2　クリニカルクエスチョンからリサーチクエスチョンへ

a.　クリニカルクエスチョン（CQ）

臨床現場などから生じうる発見，評価，理解，予防に関するクリニカルクエスチョンとして，例えば，薬剤疫学研究では以下が挙げられる．

【クリニカルクエスチョンの例】
・これまで知られていなかった副作用はないか？
・この有害事象はこの薬の副作用か？
・既知の副作用に関する新たな情報はないか？
・どんな性質の副作用か？
・副作用の発生頻度はどれくらいか？
・ベネフィット/リスク（害）バランスはどうか？
・ベネフィット/リスク（害）バランスを最適化するアクションは何か？
・最適化のためのアクションに効果はあるか？
・副作用のリスクの高い患者グループ（「リスクグループ」）はどんな集団か？
・薬の誤った使用がされていないか？

b.　リサーチクエスチョン（RQ）

臨床現場などから生じたクリニカルクエスチョンを，研究で明確に検討できる仮説へと導く必要がある．よいリサーチクエスチョンとして，以下の要素を含んでいることが挙げられる[4]．

・Feasible　実行可能な：実施可能性の検討（研究対象者数，コストなど）
・Interesting　興味がもてる：決して自己満足にならない
・Novel　新規性のある：文献検索などによる先行研究の調査

・Ethical　倫理的な

・Relevant　適切な，意味のある

c.　リサーチクエスチョンと PE(I)CO

リサーチクエスチョンを具体的に文章化する際には，PECO（もしくは PICO）に従った構造化された文章として表すことで，研究として成立しうるかどうかが理解でき，かつ共通の理解が得られやすいリサーチクエスチョンとなるため有用であるといわれている．もちろん，すべての臨床仮説が PECO（もしくは PICO）で表現できるわけではなく，あくまで一助である．PECO を用いた事例を以下に示す．

・Population　対象，集団：関節リウマチ患者において

・Exposure / Intervention　要因（曝露）/介入（治療）：薬剤 X 投与は

・Comparator, Control　比較対照：他の NSAIDs 投与と比較して

・Outcome　アウトカム，エンドポイント：消化管有害事象発現頻度が低いのか

近年はこれらに加え，「Time (T)　研究期間」を含めることも推奨されている．

⦿ 2.2.3　海外ガイドラインにおけるリサーチクエスチョンに関する記載

a.　国際薬剤疫学会のガイドライン

国際薬剤疫学会の GPP ガイドライン[5,6]における以下の内容が参考となる．

　　II.　研究実施計画書の作成

　　F.　研究目的（research objectives），具体的目標（specific aims），および根拠（rationale）．研究目的（research objectives）として，その研究により得られる知識と情報を記述する．具体的目標（specific aims）として，関心のある鍵となる曝露とアウトカムをリストし，評価すべき仮説を提示する．研究実施計画書では，少数の事前の仮説とソースデータから分かることに基づいて生成される仮説を区別しなければならない．具体的目標（specific aims）の達成がどのように研究目的につながるのか，その根拠（rationale）を説明する．RQ は PICOT

のテンプレートを用いて表されるかもしれない.

b. 欧州医薬品庁（EMA）のガイドライン

欧州医薬品庁（EMA）の good pharmacovigilance practice (GVP) ガイドラインのモジュール 8 において，post-authorisation safety study (PASS) の実施計画書に記載すべき事項として以下が示されている[5,7].

> ### VIII.B.3.1. 研究実施計画書の書式と内容
>
> 7. 根拠（rationale）と背景（background）：その調査・研究が開始されるまたは義務付けられることとなった，安全性の問題，安全性プロファイル，またはリスク管理に関する測度の簡潔な記述，および研究によって埋めようとする知識のギャップを説明する公表または未公表のデータの簡潔な批判的レビュー．このレビューには，関連する動物実験，臨床試験，臨床研究，人口動態統計，および過去の疫学研究が含まれ得る．このレビューでは，同様の研究で得られた知見およびその研究により期待される寄与に言及すること.
>
> 8. 研究の問い（research question）と目的（objectives）：調査・研究を開始するまたは義務付けられることとなった問題に対して，その研究がどのように取り組むのかを説明する研究の問い（research question）と，あらかじめ提示した仮説と主たる評価指標（main summary measures）を含む研究目的（research objectives）.

リサーチクエスチョンは，GPP ガイドラインにおける研究目的（research objectives）におよそ一致するであろう（GVP ガイドライン Module VIII においては research question）．そして，GPP ガイドラインではさらに曝露の評価指標などを含む具体的目標（specific aims）を記載することが求められている．その他，ENCePP Checklist for Study Protocols (Revision 4) なども参照されたい[8].

◎ 2.2.4　日本のガイドラインなどにおけるリサーチクエスチョンに関する記載

a.　PMDA のガイドライン

PMDA の「医療情報のデータベース等を用いた医薬品の安全性評価における薬剤疫学研究の実施に関するガイドライン」では GPP ガイドラインに準じた記載がなされている.

> 2.　研究実施計画書の作成
>
> 　薬剤疫学研究の実施に先立ち，研究実施計画書を作成し，それに従って研究を実施する必要がある.
>
> 　（中略）
>
> ・目的
>
> 　国際薬剤疫学会（International Society for Pharmacoepidemiology）による Good Pharmacoepidemiology Practices ガイドライン (4) を参考に，次の 3 点を記載する.
>
> 　1) 研究目的：研究から得ようとする知見を述べる. リサーチクエスチョンとしてどのような知見を得たいのかを疑問文として示してもよい.
>
> 　2) 具体的な目標：研究において注目する曝露とアウトカム，及び評価されるべき仮説を記載する.
>
> 　3) 論理的根拠：具体的な目標の達成がどのように研究目的の実現につながるのかを論理的に説明する.
>
> 　（後略）

b.　厚生労働省の通知

「医薬品の製造販売後調査等の実施計画の策定に関する検討の進め方について」[9]においても，以下のようなリサーチクエスチョンに関連する内容が含まれている.

　製造販売後調査等を実施する場合には，治験等の情報，対象となる疾患，医薬品の特性等を踏まえ，リサーチ・クエスチョンを明確にした上で，過不足なく適正に実施することが重要である．またそれと同時に，目的が不明瞭な調査を漫然と実施することがないよう留意し，あらかじめ調査目的及び必要性について十分に検討する必要がある．ここで示すリサーチ・クエスチョンとは，具体的かつ明確な調査・試験の課題のことであり，対象集団，主たる検討対象の薬剤，比較対照，対象とする有効性・安全性検討事項及び対象期間の要素が含まれる．設定された課題に従って，調査・試験デザイン，最終的に評価する指標値及び情報の取得方法等について十分な検討を行う．

　（中略）

　安全性監視計画の具体化については，科学的な観点及び現行の承認審査の過程を考慮すると，

　1) 各安全性検討事項における製造販売後に明らかにしたい懸念事項の明確化

　2) 懸念事項ごとの科学的に適切な対処方法の決定

　3) 各対処方法の関連法令下における位置づけの整理

　4) 詳細な調査計画（プロトコル）の策定

の大きく4ステップ（図参照）に分けることができ，原則として承認時までにステップ3まではPMDAと申請者間で合意される必要がある．それぞれのステップにおける特徴と留意点を以下に示す．

　（中略）

　調査又は試験を実施する場合には，個々の懸念事項の内容に応じたリサーチ・クエスチョンとして，対象集団，主たる検討対象の薬剤，比較対照，対象とする安全性検討事項及び対象期間を設定した上で，調査・試験デザイン，最終的に評価する指標値及び情報の取得方法等について，吟味する必要がある．

（後略）

⦿ 2.2.5 医薬品リスク管理計画

　日本では，新薬については「リスク管理計画」（risk management plan: RMP）が作成される．RMP では，承認時までの情報に基づき洗い出された安全性検討事項（safety specification: SS）は，重要な特定されたリスク，重要な潜在的リスク，重要な不足情報に分類され，それぞれに対して必要な安全性監視計画やリスク最小化計画が立案される．安全性監視計画は「通常」と「追加」があり，製造販売後調査は追加の活動として分類されている．製造販売後調査を計画する場合には，安全性検討事項に即した明確なリサーチクエスチョンを設定し，適切な研究デザインを合理的に選択することが目指すべき方向となる．

　2012 年の厚生労働省により発出された「医薬品リスク管理計画指針」を受けて，日本薬剤疫学会においては 2013 年 5 月から「日本における適正な安全性監視計画作成のタスクフォース」が開始された．そのタスクフォースの調べでは，当時 RMP が実装されて 1 年以上経過していたが，従来の型どおりの製造販売後の研究デザインが使われ続けており，また，なぜ選択された研究デザインが安全性検討事項のセクションで特定された問題に関連する研究目的を達成するかの合理的根拠（rationale）は記載されていなかった[10]．

　RMP における安全性検討事項を考慮した場合，研究で何を明らかにするかがリサーチクエスチョンに含まれている必要があり，以下に例を示す[5]．

　○リスクの性質解明につながる情報を与える
　　・特定されたリスク：発生頻度の検証，重篤性，予後転帰，回復までの時間，他剤・標準治療との比較，併用薬を用いた際の頻度
　　・潜在的リスク：発生頻度の推定，重篤性，予後転帰，因果関係推定のための相対リスクの推定
　　・不足情報：当該集団に関する前述の情報を与えうるか
　○リスク予防可能性につながる情報を与える
　　・リスク因子，リスク集団の特定につながる，医療現場における行動変容を引き起こすデータが得られる

◎ 2.2.6 終 わ り に

ICH E2E ガイドラインにあるように，研究の最良の方法は，医薬品，適応疾患，治療対象の集団および取り組むべき課題によって異なる．特定されたリスク，潜在的なリスクあるいは不足情報のいずれを目的としているのか，あるいは，シグナル検出，評価，さらには安全性の立証が研究の主目的であるのか．研究者は最も適切なデザインを使用すべきであり，その根幹となるのが研究の目的，リサーチクエスチョンの設定である．

文　　　献

1) European Medicines Agency. Reflection paper on risk based quality management in clinical trials. 2013. https://www.ema.europa.eu/en/documents/scientific-guideline/reflection-paper-risk-based-quality-management-clinical-trials_en.pdf［最終閲覧日 2020.12.1］

2) Clinical Trials Transformation Initiative. CTTI Recommendations: Quality by Design. 2015. https://www.ctti-clinicaltrials.org/files/ctti_quality_by_design_recommendations_final_1jun15_1.pdf［最終閲覧日 2020.12.1］

3) 福原俊一．リサーチ・クエスチョンの作り方～診療上の疑問を研究可能な形に～，第2版．認定 NPO 法人健康医療評価研究機構，2010.

4) Hulley SB, Cummings SR, Warren SB, et al. *Designing Clinical Research*, 4th edition. Lippincott Williams & Wilkins, 2014.

5) 久保田潔，青木事成，漆原尚巳ほか．「日本における適正な安全性監視計画作成のためのタスクフォース」報告書 よりよい医薬品安全性監視計画作成とチェックリスト．薬剤疫学 2014; **19**(1): 57-74.

6) International Society fot Pharmacoepidemiology. Guidelines for good pharmacoepidemiology practices (GPP). Revision 3. https://www.pharmacoepi.org/resources/policies/guidelines-08027/［最終閲覧日 2020.12.1］

7) European Medicines Agency. Guideline on good pharmacovigilance practices (GVP)，Module VIII — Post-authorisation safety studies. 2013. https://www.ema.europa.eu/en/documents/scientific-guideline/guideline-good-pharmacovigilance-practices-gvp-module-viii-post-authorisation-safety-studies-rev-3_en.pdf［最終閲覧日 2020.12.1］

8) European Network of Centres for Pharmacoepidemiology and Pharmacovigilance (ENCePP®). ENCePP Checklist for Study Protocols. 2018. http://www.encepp.eu/standards_and_guidances/checkListProtocols.shtml［最終閲覧日 2020.12.1］

9) 厚生労働省医薬・生活衛生局医薬品審査管理課長，厚生労働省医薬・生活衛生局医薬安全対策課長．医薬品の製造販売後調査等の実施計画の策定に関する検討の進め方について．薬生薬審発 0314 第 4 号，薬生安発 0314 第 4 号，平成 31 年 3 月 14 日．https://www.pmda.go.jp/files/000228612.pdf［最終閲覧日 2020.12.1］

10) 古閑晃，久保田潔．「日本における適正な安全性監視計画作成のためのタスクフォース」活動を終えて―チェックリストによる公表された安全性監視計画の検証と今後の課題につい

て一. 薬剤疫学 2015; **19**(2): 115-22.

● *Column 4*

Target trial と estimand

　医薬品や治療法の有用性や安全性を検討するための comparative effectiveness research (CER) においては，われわれが抱いている因果関係に関する疑問に答えるためのランダム化試験（ターゲット試験，target trial）は実施不可能であり，倫理的でもタイムリーでもない．このため，既存のデータを用いて解析せざるをえず，データソースとして本書の 2.3 節で紹介されているような大規模データベースが利用されることが多い．これらのデータベースはしばしば「ビッグデータ」と称され，多くの対象者から測定された多くの変数が含まれている．しかしながら，大規模データベースのデータを，一次収集によって収集されたコホートデザインのデータとして解析することは，CER にとって必ずしも好ましい選択ではない．

　そこで，ビッグデータを用いた因果推論を行うことを，関心のある研究疑問に答えるターゲット試験をエミュレート（emulate，模倣）する試みとみなすことが提案されている[1]．エミュレーションがうまくいけば，観察研究のデータを分析することで，ターゲット試験が実施された場合と同じ因果効果の推定値（ランダム誤差を除く）を得ることが可能となる．ターゲット試験の概念は多くのビッグデータ解析において考慮されるべきだが，ターゲット試験自体が明示的に特徴付けられることはこれまでめったになかった．

　一方，ICH E9 (R1)「臨床試験のための統計的原則補遺 臨床試験における estimand と感度分析」[2] において，新たに "estimand（推定目標）" という概念が導入された．"estimand" とは，「臨床試験において推定されるべきもの」と定義され，対象疾患，対象患者，臨床的に興味の対象となる評価項目など，臨床試験を特徴付けるいくつかの要因で構成され，また，試験の目的に応じて，試験開始前に estimand を明確にすることが重要とされている．estimand は以下の 5 つの構成要素から成り立っている．（1）治療状況，（2）対象集団，すなわち，科学的疑問の対象となる患者，（3）科学的疑問の答えを得るために必要な，各患者について得るべき変数（または評価項目），（4）関心のある科学的疑問を反映するために，中間事象をどのように考慮するかという説明，（5）必要に応じて治療条件間の比較のための基礎となる，集団レベルでの変数の要約，である．この estimand の構成要素（4）に出てくる中間事象とは，治療開始後に発現し（ランダム試験であればランダム化後の事象），評価項目

を観測できなくする，または評価項目の解釈に影響を与える事象であり，例えば，代替治療（レスキュー薬，プロトコルにおける併用禁止薬，または後続ラインの治療）の使用，治療の中止，治療の切り替え，状況によっては死亡といった終末事象が含まれる．当該補遺には，これらの中間事象に対応するためのストラテジーとして，治療方針ストラテジー（ランダム試験における ITT 治療効果など），仮想ストラテジー（中間事象がなかったときに得られる治療効果）など5つの方針が紹介されている．因果推論の枠組みのもとでは，すべての estimands は，治療方針の比較であり，仮想的な治療効果として取り扱うべきと考える．

　ビッグデータ解析において目的がいくつかの治療方針の比較である場合，その解析における因果推論は，それらが特定のターゲット試験をどれだけうまくエミュレートしているかによって評価される．上述した estimand はランダム化試験の枠組みでの説明であったが，観察研究でもターゲット試験を導入することで，「ターゲット試験において推定されるべきもの」という同様の考え方を導入することができることになる．ビッグデータを用いた CER のデザインにおいては，ターゲット試験のデザインを明確にするため，以下の7つが重要な要素となる．(1) eligibility criteria, (2) treatment strategies, (3) assignment procedure, (4) follow-up period, (5) outcome, (6) causal contrasts of interest, (7) analysis plan[1]．このターゲット試験の枠組みにより，治療方針を比較するストラテジーのための反事実理論（4.3.1 項参照）が導かれ，解析方法が体系化され，観察研究の批判に耐えうるためのプロセスが構造化され，一般的な方法論の落とし穴を回避するのに役立つと考えられる．

文　　　　　　献

1) Hernán MA, Robins JM. Using big data to emulate a target trial when a randomized trial is not available. *Am J Epidemiol* 2016; **183**(8): 758-64. doi: 10.1093/aje/kwv254. Epub 2016 Mar 18. PMID: 26994063; PMCID: PMC4832051.
2) ICH harmonized guideline. Addendum on Estimands and Sensitivity Analysis in Clinical Trials to The Guideline on Statistical Priniciples for Clinical Trials. To the guideline on statistical principles for clinical trials. E9(R1) https://www.pmda.go.jp/int-activities/int-harmony/ich/0031.html ［最終閲覧日 2020.12.1］

2.3　データベースの選択

研究目的や仮説が定まったら，その次のステップとして，自分の仮説に対する

答えを得るために最適なデータベースを選ぶ必要がある．しかしながら，どんな医療情報データベースにも必ず長所・短所がある．本節では，薬剤疫学研究に利用するという観点から押さえておくべきデータベースの特徴と自らの研究目的とを照らし合わせる判断基準を紹介する．

⦿ 2.3.1 データベースの特徴

日本で薬剤疫学研究に利用可能なデータベースは 2000 年代はじめから少しずつ増え続けており，2020 年現在，日本薬剤疫学会のホームページで紹介されているものだけでも 20 近くのデータベースが存在している[1]．それらのうちの多くは，データベース事業者が病院や調剤薬局あるいは保険者からデータを収集し構築・管理しているものである．本節では，これらのデータベースの違いを把握するための基本となる，日本の医療保険制度のしくみについて紹介する．その上で，各データベースに含まれるデータ種別ごとの特徴，およびデータ収集元（各データベースの事業者がどのステークホルダーからデータを収集したのか）ごとの特徴を説明する．

a. 医療保険制度のしくみ

日本では 1958 年に制定された国民健康保険法に基づき，「国民皆保険制度」が確立されており，すべての国民が何らかの公的医療保険に加入している[2]．この国民皆保険制度のもと，データベースの種類を理解する上で重要な 4 つのステークホルダーとして，被保険者（患者），医療機関，審査支払基金，保険者がある．保険者とは，健康保険事業を運営するために保険料の徴収や保険給付を行う運営主体のことであり，保険種別（国民健康保険，各種共済組合保険，組合管掌健康保険など）ごとに複数の保険者が存在する（表 2.2）．

審査支払基金とは，保険者からの委託を受けて診療報酬[*1] 請求などの審査を行い，医療機関へ診療報酬を支払う機関である．社会保険診療報酬支払基金と国民健康保険団体連合会（国保連）の 2 つに大別され，それぞれが各 47 都道府県に存在する．

[*1]　診療報酬とは，保険医療機関および保険薬局が保険医療サービスに対する対価として保険者から受け取る報酬のことである．

表 2.2 主な医療保険制度における保険者数と被保険者数*

保険制度	保険者（保険者数）	被保険者（加入者数）
●医療保険		
組合管掌健康保険	健康保険組合（約 1,400）	大企業のサラリーマンとその扶養家族（約 2,850 万人）
全国保険協会（協会けんぽ）	全国健康保険協会（1）	中小企業のサラリーマンとその扶養家族（約 3,830 万人）
各種共済組合保険	共済組合（85）	公務員とその扶養家族（約 860 万人）
国民健康保険	国民健康保険組合または市町村（約 1,900）	自営業者，年金生活者，非正規雇用者など（約 3,480 万人）
●後期高齢者医療制度	後期高齢者医療広域連合（47）	75 歳以上（約 1,690 万人）

*平成 29 年度版厚生労働白書の図表 3-1-3「公的医療保険制度の体系」[3] を一部改変.

4 つのステークホルダー間の関係性を図 2.1 に示す．被保険者は保険者に対して保険料を毎月支払っている．医療機関は被保険者に対して治療を提供し，実際にかかった医療費の一部を被保険者に請求する．医療機関から治療に要した医療費の請求書が審査支払機関に提出される．審査支払機関はその内容を審査し適正を判断し，保険者に対して支払いを請求する．保険者は審査支払機関に対して請求分を入金し，審査支払機関から医療機関に対して支払いが行われる．

　各ステークホルダー間の関係性を理解した上で，データベースを構築・管理している事業者が，①何のデータ（データ種別）を，②どのステークホルダー（データ収集元）から収集しているのか，という 2 点を理解することが，適切なデータベース選びの最初の一歩となる．

b. データ種別に基づく特徴

　データベース事業者が，何のデータを収集しているのかという観点として，代表的なデータ種別である，診療報酬ならびに調剤報酬明細書データ（レセプトデータ），診断群分類包括評価（diagnosis procedure combination: DPC）データ，病院情報システムデータ（電子カルテデータ）の 3 つについて説明する．

　(i) **レセプトデータ**　　レセプトデータには，診療報酬明細書，調剤報酬明細書データがあり，医療機関において診療報酬請求を目的として作成されるもので，請求書データとも呼ばれる．審査支払機関や保険者に送られるレセプトデータは，

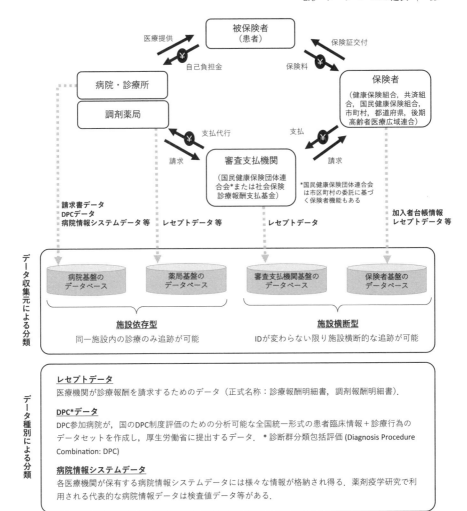

図 2.1　国民皆保険のしくみとデータベースの分類

健康保険の対象となる診療請求であり，自費診療（妊婦の健康診断や，通常分娩，多くのワクチン接種など）やその他の保険（労働者災害補償保険，自動車損害賠償責任保険など）の対象となる診療は含まれない．レセプトデータは点数表ごとに標準仕様および記録条件仕様（医科レセプト[4]，DPC レセプト[5]，調剤レセプト[6]，歯科レセプト[7]）に従って作成され，審査支払機関に提出される．なお，日本では

入院治療に対して DPC に基づく包括支払制度（DPC/PDPS）が 2003 年より導入されており，DPC 対象病院においては包括対象の診療は DPC レセプト，包括対象外の診療には出来高算定に基づく医科レセプトが作成される．DPC に参加しない病院では医科レセプトが作成される．図 2.2 に医科レセプトに含まれる情報を示す．

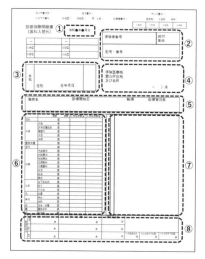

① 診療年月
② 保険者番号，被保険者番号
③ 氏名，性別，年齢
④ 医療機関情報
⑤ 傷病名，診療開始日，診療実日数，転帰
⑥ 点数欄
⑦ 摘要欄：医薬品名，投与量，投与日数，
　　　　　処方回数，検査項目，回数，処置，
　　　　　手術内容，保険医療材料名，数量，
　　　　　診療区分
⑧ 合計請求点数

図 2.2　医科レセプトに含まれる情報

(ii) DPC データ　　DPC データとは，DPC の導入の影響評価および今後の制度の見直し（診断群分類ごとの点数の設定および診断群分類の見直しを含む）を目的として，「厚生労働大臣が指定する病院の病棟における療養に要する費用の額の算定方法」第 5 項第三号の規定に基づき，厚生労働省が収集し管理する情報のことである[8]．

DPC データの収集様式は「DPC 導入の影響評価に係る調査」実施説明資料により定められている．各 DPC 病院は，この様式に従ってデータを作成し，厚生労働省に提出する．なお，様式は毎年改訂されることが多いため，複数年かけて蓄積された DPC データを利用する場合，いつ，何の項目の内容が変更されているのかを事前に確認しておくことが重要である．

DPC データに含まれる様式（2020 年度 4 月現在）には，様式 1（患者属性や病

態などの情報），様式 3（施設情報），様式 4（医科保険診療以外の診療情報），D
ファイル（診断群分類点数表により算定した患者に係る診療報酬算定情報），入院
EF 統合ファイル（入院患者の医科点数表に基づく診療報酬算定情報），外来 EF 統
合ファイル（外来患者の医科点数表に基づく診療報酬算定情報），H ファイル（日
ごとの患者情報），および K ファイル（生年月日，カナ氏名，性別をもとに生成
された共通 ID に関する情報）がある[9]．DPC データで最も特徴的なのは様式 1 で
あり，表 2.3 に示す情報が含まれている．

　なお，DPC データと DPC レセプトは混同されやすいが別物である．両者には
包括点数などの一部情報の重なりはあるものの，DPC データには上述のとおり様
式 1 など DPC レセプトにはない情報も含まれているなどの違いがある．

(iii)　病院情報システムデータ　　　病院情報システムは，病院内にある電子カ
ルテ，検査システム，オーダリングシステムなどの各種システムの総称であり，広
範囲なシステムが含まれうる．また，病院情報システムを構成するシステムは病
院ごとに異なる．さらに，同じようなシステムであっても，ベンダーが異なるこ
とによりデータ項目やデータ形式が異なっていたり，たとえ同じベンダーであっ
ても病院ごとにカスタマイズされていたりする場合があるため，複数の病院から
これらのデータを統合して解析するためには，データの標準化が大きな課題とな
る．標準化の方式については，国内で様々な検討が行われているが，その一つと
して，平成 18（2006）年度より厚生労働省の事業として推進されてきた SS-MIX2
（Standardized Structured Medical record Information Exchange 2，電子的診療情報交換
推進事業）がある[10]．

　病院情報システムデータのうち，薬剤疫学研究に用いられることが多いものと
して，臨床検査値などが挙げられる．レセプトデータでは検査の実施情報は得ら
れるが，その結果値は得られないため，この点は病院情報システムの強みである．
また，レセプトデータでは処方や調剤の情報のみがとれるのに対し，病院情報シ
ステムデータでは，実際の投薬歴までが取得可能な場合があるため（特に注射剤），
そういった情報を用いることができる場合には，曝露の誤分類（4.1.4 項参照）を
少なくできる可能性がある．

表 2.3　DPC データの様式 1 に含まれるデータ項目*

患者背景に関する情報	生年月日，性別	
	身長，体重，喫煙指数，入退院時の褥瘡の有無	
	患者住所地域の郵便番号	
	妊娠の有無，妊娠週数，（新生児について）出生時体重，出生時の妊娠週数	
	診断名（主傷病，入院の契機となった傷病名，医療資源を最も投入した傷病名，医療資源を 2 番目に投入した傷病名，入院時併存症名，入院後発症疾患名）	
	認知症高齢者の日常生活自立度判定基準	
	要介護度，低栄養の有無，摂食・嚥下機能障害の有無，経管・経静脈栄養の状況	など
手術に関する情報	術式，手術コード，手術日，麻酔，輸血	など
入退院に関する情報	施設 ID，診療科，病棟	
	入院年月日，入院経路，他院よりの紹介の有無，自院の外来からの入院，予定・救急医療入院，救急車による搬送の有無，入院前の在宅医療の有無，自傷行為・自殺企図の有無	
	退院年月日，退院先，退院時転帰，24 時間以内の死亡の有無，退院後の在宅医療の有無	
	前回退院年月，前回同一傷病での自院入院の有無	
	再入院種別（計画的か否か），再入院理由	
	再転棟種別（計画的か否か），理由	
	入院中の主な診療目的，治験実施の有無	など
診療に関する情報	入退院時の ADL スコア，ADL スコア／地域包括ケア入退棟・入退室時	
	がん患者：初発・再発，UICC TNM，Stag，化学療法の有無	
	入院時意識障害がある場合：Japan Coma Scale（JCS）	
	脳卒中患者：発症前 Rankin Scale，退院時 modified Rankin Scale	
	脳腫瘍患者：テモゾロミド（初回治療）の有無	
	MDC04 患者：Hugh-Jones 分類	
	肺炎患者：重症度分類	
	心疾患患者：NYHA 心機能分類	
	狭心症，慢性虚血性心疾患者：重症度（CCS 分類）	
	急性心筋梗塞患者：重症度（Killip 分類）	
	心不全患者：収縮期血圧	
	肝硬変患者：Child-Pugh 分類	
	急性膵炎患者：重症度分類	
	熱傷患者情報：BurnIndex	
	精神疾患・認知症患者：入院時 GAF 尺度，精神保健福祉法における入院形態，隔離日数，身体的拘束日数	
	特定集中治療室，敗血症患者：SOFA スコア，pSOFA スコア	
	産科患者：入院周辺の分娩の有無，分娩時出血量	
	その他の重症度分類	など

* 2020 年度「DPC 導入の影響評価に係る調査」実施説明資料（2020 年 3 月 30 日）[9] に基づき作成.

c.　データ収集元に基づく特徴

　データベース選びにおいて，データベース事業者が，どのステークホルダーからデータを収集しているのかという観点はデータに含まれている情報を適切に理解する上で非常に重要である．ここではデータの収集元として，医療機関，審査支払機関，保険者の 3 通りに分けて，それぞれを基盤とするデータベースに含ま

れるデータ種別，患者の追跡性，含まれる集団の特徴，およびデータベース例について説明する．

(i)　**医療機関基盤のデータベース**　　医療機関が所有するデータを収集しているデータベースである．つまり，データ種別としては，レセプトデータ，DPC データ，病院情報データなどが含まれる場合が多い．

同医療機関内のデータであればデータ種別を問わずリンケージできていることが多いが，一般的に異なる医療機関のデータとのリンケージはされていない．この場合，ある患者が当該医療機関内で受けた診療情報については追跡できるものの，施設横断的な追跡性はない．

医療機関基盤のデータベースに含まれる患者は，収集元の医療機関の特徴に依存する．例えば，医療機関の施設規模（クリニックか病院か），急性期病院か否か，大学病院か市中病院か，何かの治療に特化した施設か，特別な病床（結核病床，ホスピスなど）を有するかなどが挙げられ，医療機関の特徴に応じて受診する患者層も変化する．

医療機関基盤のデータベースに該当する代表的な例としては，厚生労働省が全国の DPC 参加病院から収集している DPC データがある．厚生労働省としての収集目的は「DPC 導入の影響評価に係る調査」のためであるが，2017 年度より第三者提供が開始され，一般の研究者も申請すれば利用可能となっている[11]．もう一つの代表的な例としては，厚生労働省および PMDA が運営・管理する MID-NET® がある．MID-NET® は，レセプトデータ，DPC データ，および 318 種類（2020 年 12 月時点）の検体検査結果値を含む電子診療情報データが利用可能なデータベースである．

(ii)　**審査支払機関基盤のデータベース**　　審査支払機関が保有するレセプトデータを収集しているデータベースであり，レセプトデータ以外のデータ種別は基本的に含まれない．

審査支払機関には，国民健康保険団体連合会（国保連）と社会保険診療報酬支払基金（支払基金）の 2 種類がある．医療機関で作成されたレセプトは，各被保険者が加入する保険の種類に応じて，国保連か支払基金のいずれかに提出される．したがって，被保険者番号が変わらない（被保険者が加入する保険が変わらない）限りは，どこの医療機関を受診していても，それらの医療機関から提出されたレ

セプトデータがいずれかの審査支払機関に収集されることになるため，施設横断的な追跡性をもつ．

審査支払機関基盤のデータベースに含まれる患者の特徴は，収集元が国保連か支払基金か（あるいはその両方か）で異なってくる．これは，それぞれが審査支払業務を行う保険の種類が異なることに起因する．国保連が取り扱うレセプトは国民健康保険や後期高齢者医療制度などであり，支払基金が取り扱うレセプトは組合管掌健康保険や全国保険協会（協会けんぽ），各種共済組合保険などであり，保険ごとに含まれる集団の特徴は異なる．

審査支払基盤のデータベースの代表的な例として，匿名レセプト情報・匿名特定健診等情報データベース（NDB）があり，第三者提供を 2011 年度から試行的に実施し，2013 年度から本格実施されている[12]．NDB の場合は国保連と支払基金の両方から収集されているため，生活保護対象者などの一部のレセプトを除き，ほぼ全国民のレセプトが含まれている．

(iii) 保険者基盤のデータベース　　保険者が保有するレセプトデータや，それ以外にも保険者がもつ加入者台帳情報（例えば，保険加入日，退会日，家族 ID および被保険者本人か扶養家族）などが含まれるデータベースである．また，国民健康保険の保険者は自治体となるので，その自治体がもつ様々な住民の情報（税金，母子保健，ワクチン接種など）とレセプトデータが各自治体の中でリンケージできる可能性もある．

保険者基盤のデータベースの場合も，被保険者がどこの医療機関を受診したとしても，（当該保険組合に加入している限り）同一の被保険者番号でのレセプトデータが含まれてくることから，施設横断的な追跡性をもつ．

このタイプのデータベースに含まれている集団は，その保険者が運営する保険の種類によって特徴が変わってくる．例えば，組合管掌健康保険のデータに含まれる集団は，雇用されている人とその扶養家族が中心となるため，年齢分布が労働人口に偏るのが特徴である．一方，国民健康保険のデータに含まれる集団は，人口分布に照らして 65 歳以上 75 歳未満の割合が大きくなるのが特徴である（65 歳未満は国民健康保険以外へ加入する場合が多く，75 歳以上は後期高齢者医療制度に移行するため）．また，後期高齢者医療制度のデータに含まれる集団は 75 歳以上のみとなる．

　保険者基盤のデータベースとして，例えば，複数の健康保険組合からデータ収集している民間会社が運営するデータベースがいくつか存在している[1]．

◎◎ 2.3.2　日本における代表的なデータベース

a.　匿名レセプト情報・匿名特定健診等情報データベース（NDB）

　匿名レセプト情報・匿名特定健診等情報データベース（NDB）は，平成 20（2008）年 4 月から施行されている「高齢者の医療の確保に関する法律」に基づき，医療費適正化計画の作成，実施および評価のための調査や分析などに用いることを目的として，厚生労働省により，レセプト情報，および特定健診・特定保健指導情報を収集・構築されたデータベースである[12]．

　NDB に格納されているレセプトデータは，全国の審査支払機関から匿名化された 2009 年以降の電子レセプト[*2] を収集したものであり，紙レセプトは含まれていない（2019 年 1 月のレセプトのうち紙レセプトの割合は 6.1%[13]）．また，公費負担分については紙も電子レセプトも含まれていない．

　また，特定健診等情報については，全国の特定健診等実施機関で行われた特定健診と特定保健指導の情報が各保険者に提出され，匿名化処理後に社会保険診療報酬支払基金に集約されたものが，NDB に格納されている[14]．特定健診とは，生活習慣病の予防のために，40〜74 歳を対象に，メタボリックシンドロームの早期発見および予防に着目した健診のことである．また，特定保健指導とは，特定健診の結果に基づき，生活習慣病の発症リスクが高い対象者に対し，専門スタッフ（保健師，管理栄養士など）が生活習慣の見直しをサポートするものである[15]．NDB では，特定健診については問診結果や生活習慣病に関連した測定項目の結果が含まれ，特定保健指導については保健指導内容についての項目が含まれている．

　NDB での研究の実施可能性について検討する場合は，厚生労働省のホームページで公開されている NDB オープンデータを活用できる[16]．医薬品の処方件数をはじめ，NDB に含まれている様々な各種情報の分布が掲載されている．また，NDB のデータの提供形態は，特別抽出，サンプリングデータ，集計表情報の 3 種類が

---

　*2)　以前は紙のレセプトで医療費の請求が行われていたが，現在では保険医療機関・保険薬局，審査支払機関，保険者の医療保険関係者すべての事務の効率化の観点から「レセプト電算処理システム」が構築され，電子レセプトが主流になっている．

あるため，自分の研究目的に合った形態を検討する．

　実際に NDB を利用するためには，申出を行い，有識者会議による審査（2020 年度は年 4 回開催）を経て承諾を受ける必要がある．最新の有識者会議の開催時期やその他詳細な情報は「レセプト情報・特定健診等情報の提供に関するホームページ」に記載されている[12]．

b.　MID-NET®

　MID-NET® (Medical Information Database Network) は，医薬品の安全対策を目的として，厚生労働省および医薬品医療機器総合機構（PMDA）によって構築された全国 10 拠点 23 病院のデータベースシステムおよび関連ネットワークの総称である．「独立行政法人医薬品医療機器総合機構法」（平成 14 年法律第 192 号）に基づき，PMDA の MID-NET 運営課によって運営・管理されている[17]．

　データベースには，2009 年以降のデータが含まれ，2020 年 12 月時点において，530 万人超の情報が集積されている．格納されている情報の種別としてはレセプトデータ，DPC データ，病院情報システムデータである．病院情報システムデータとして，退院サマリ，投薬実施データ，318 種類（2020 年 12 月時点）の臨床検査値データなどが含まれる．

　また，MID-NET® では「医薬品の製造販売後の調査及び試験の実施の基準に関する省令の一部を改正する省令（厚生労働省令第 116 号）」[18]に対応した品質管理体制が整備されており，製造販売後データベース調査への利用にも対応している[19]．

　MID-NET® での研究の実施可能性について検討する場合，ホームページから閲覧できる MID-NET® の「利活用者向け基本情報」を利用するとよい．医薬品の一般名ごとでの処方件数・人数や，ICD-10 の中分類（上 4 桁）ごとの件数・人数や検査実施回数などの分布，データ種別ごとの年月別の格納状況や，用いられているコード体系などを見ることができる．また，公開されている基本情報を踏まえて MID-NET® の利用をさらに検討したい場合，手続きが必要となるが，「利活用者向け詳細情報」という，より詳細な情報を入手することが可能である[20]．

　実際に MID-NET® を利用するためには，利活用申出を行い，有識者会議（2019 年度現在は年 3 回開催）での承認を得るとともに，申出前や承認後などに複数の研修を受講する必要がある．利活用申出に必要な手順についての最新情報や詳細は，

MID-NET® のホームページの「MID-NET の利活用の手順」[21] に記載されている.

c. その他のデータベース

上述した NDB や MID-NET® のように行政主導で構築されたデータベース以外にも,日本には薬剤疫学研究に利用可能な民間のデータベースが複数ある.日本薬剤疫学会のホームページには,日本で薬剤疫学研究に利用可能な各種データベースの特徴がまとめられた表が掲載されているため[1],そちらを確認することをお勧めする.

⦿ 2.3.3 データベース選択手順

データベースを選択する前に,まずは候補データベースの一般的概要を把握した上で,自身の研究内容に照らし合わせながら適切性を判断していき,最終的に最適なデータベースを選択する.

データベースを選択する際に考慮すべきポイントとして,国際薬剤疫学会の database special interest group で検討された「薬剤疫学研究におけるデータベース選択と使用に関するガイドライン」では[22],1. データベース選択,2. 複数のデータソース利用,3. 対象集団データ抽出と解析,4. プライバシーとセキュリティ,5. 品質バリデーション手順,6. 文書作成,という 6 つの領域に関する留意点が紹介されている.特に,1. データベース選択において,以下の 4 点を確認することとされている.1 点目として,そのデータベースでカバーされる集団について,サンプルサイズ,集団の特徴,代表性などを確認する.2 点目として,研究に必要な変数(曝露,アウトカム,共変量)が十分な情報粒度で,解析可能なデータとして利用できるか確認する.3 点目として,格納されているデータが継続的で一貫性があるのか,さらに,4 点目として患者ごとに記録されている期間の長さや,新しいデータが格納されるまでの時間なども確認する必要がある.

このガイドラインでは欧米の例をもとに記載されているため,日本の状況や日本の各種ガイドライン[23,24] も踏まえた確認ポイントを表 2.4 にまとめた.計画書には,用いるデータベースの概要とともに,なぜこのデータベースが研究に適切と考えるのか,また,限界がある場合はその限界点と結果に与える影響についてあらかじめ考察し,記載する.

表 2.4 データベース選択の際に考慮すべきデータベース概要と研究内容

データベース概要	自分の研究内容
事業者 ・ベンダー，官公庁など **入手方法** ・申請手続き，契約方法，料金，データ入手までに要する時間など	**金銭的・時間的コストの観点からの実施可能性** ・事業予算内か？ ・データ入手時期が事業計画のスケジュールに沿うか？
収集元 ・医療機関 ・審査支払機関 ・保険者など	**曝露からアウトカム発生までの追跡可能性** ・対象アウトカムが，曝露となる医薬品処方と同じ施設で治療されるか？（医療機関基盤のデータベースを選ぶ場合）
含まれる集団の特徴 ・年齢構成，職業，疾患など	**対象集団の適切性** ・研究対象集団となる患者が含まれているか？
規模 ・病院基盤：患者数，施設数など ・保険者基盤：加入者数，保険者数など	**サンプルサイズの十分性** ・対象集団の疾患の患者数 ・曝露あるいは対照となる医薬品の処方患者数など
集積されているデータ期間 ・全体としての最古と最新のデータ期間 ・データ種別，医療機関（医療機関基盤の場合），保険者（保険者基盤の場合）などによって集積されているデータ期間が異なる場合があることに注意	**データ期間の適切性** ・曝露群や対照群とする医薬品の発売時期 ・曝露からアウトカム発生までに必要な追跡期間の確保 ・注目する疾患（対象集団，アウトカム）の標準治療の変化の有無など
データ種別 ・レセプト：医科，DPC，調剤，歯科 ・DPC データ：様式 1，入院 EF など ・病院情報システムデータ：利用可能な検査値の種類など **コード体系** ・医薬品，傷病名，検査の標準化コード体系とそのバージョン	**対象集団/曝露/アウトカム/交絡要因の特定可能性** ・含まれているデータ項目で，対象集団，曝露，アウトカム，交絡要因を特定可能か？
品質管理体制 ・データ入手からデータベース構築・運用における基準・手順やその記録	**遵守すべき信頼性基準の担保** ・必要な信頼性基準に対応をしているか？（例：再審査申請を目的とした場合は GPSP 基準など）

文　　献

1) 日本薬剤疫学会．薬剤疫学とデータベースタスクフォース「日本で薬剤疫学研究に利用可能なデータベース」http://www.jspe.jp/mt-static/FileUpload/files/JSPE_DB_TF_J.pdf［最終閲覧日 2020.12.1］

2) 国民健康保険法．法律第 192 号．昭和 33 年 12 月 27 日．https://www.mhlw.go.jp/web/t_doc?dataId=84079000&dataType=0&pageNo=1［最終閲覧日 2020.12.1］

3) 平成 29 年度版厚生労働白書，図表 3-1-3「公的医療保険制度の体系」https://www.mhlw.go.jp/wp/hakusyo/kousei/17/backdata/01-03-01-03.html［最終閲覧日 2020.12.1］

4) 社会保険診療報酬支払基金（編）．「レセプト電算処理システム 電子レセプトの作成手引き—医科—」令和 2 年 7 月版．https://www.ssk.or.jp/seikyushiharai/rezept/iryokikan/iryokikan_02.files/jiki_i01.pdf［最終閲覧日 2020.12.1］

5) 社会保険診療報酬支払基金（編）．「レセプト電算処理システム 電子レセプトの作成手引き—DPC—」令和 2 年 7 月版．https://www.ssk.or.jp/seikyushiharai/rezept/iryokikan/iryokikan_02.files/jiki_d01.pdf［最終閲覧日 2020.12.1］

6) 社会保険診療報酬支払基金（編）．「レセプト電算処理システム 電子レセプトの作成手引き—調剤—」令和 2 年 7 月版．https://www.ssk.or.jp/seikyushiharai/rezept/iryokikan/iryokikan_02.files/jiki_t01.pdf［最終閲覧日 2020.12.1］

7) 社会保険診療報酬支払基金（編）．「レセプト電算処理システム 電子レセプトの作成手引き—歯科—」令和 2 年 7 月版．https://www.ssk.or.jp/seikyushiharai/rezept/iryokikan/iryokikan_02.files/jiki_s01.pdf［最終閲覧日 2020.12.1］

8) 厚生労働省保険局医療課長．厚生労働大臣が指定する病院の病棟における療養に要する費用の額の算定方法第五項第三号の規定に基づき厚生労働大臣が実施する調査について．保医発 0320 第 5 号，平成 30 年 3 月 20 日．

9) 2020 年度「DPC 導入の影響評価に係る調査」実施説明資料．2020 年 3 月 30 日．https://www.prrism.com/dpc/2020/file/setumei_20200330.pdf［最終閲覧日 2020.12.1］

10) SS-MIX 普及推進コンソーシアム「SS-MIX2 とは？」http://www.ss-mix.org/cons/ssmix2_about.html［最終閲覧日 2020.12.1］

11) 厚生労働省．匿名診断等関連情報の提供に関するホームページ．https://www.mhlw.go.jp/stf/seisakunitsuite/bunya/kenkou_iryou/iryouhoken/dpc/index.html［最終閲覧日 2020.12.1］

12) 厚生労働省保険局．レセプト情報・特定健診等情報の提供に関するホームページ．https://www.mhlw.go.jp/stf/seisakunitsuite/bunya/kenkou_iryou/iryouhoken/reseputo/index.html［最終閲覧日 2020.12.1］

13) 厚生労働省保険局 医療介護連携政策課 保険システム高度化推進室．レセプト情報・特定健診等情報データベースの第三者提供—利用を検討している方々へのマニュアル—．https://www.mhlw.go.jp/file/06-Seisakujouhou-12400000-Hokenkyoku/0000117728.pdf［最終閲覧日 2020.12.1］

14) 内閣官房社会保障制度改革推進本部．第 2 回医療・介護情報の活用による改革の推進に関する専門調査会．参考資料 2．医療・介護情報の活用（厚生労働省提出資料）．平成 26 年 11 月 11 日．https://www.kantei.go.jp/jp/singi/shakaihoshoukaikaku/chousakai_dai2/sankousiryou2.pdf［最終閲覧日 2020.12.1］

15) 厚生労働省保険局 医療介護連携政策課 医療費適正化対策推進室．特定健診・特定保健

指導について. https://www.mhlw.go.jp/stf/seisakunitsuite/bunya/0000161103.html［最終閲覧日 2020.12.1］

16) 厚生労働省保険局. NDB オープンデータ. https://www.mhlw.go.jp/stf/seisakunitsuite/bunya/0000177182.html［最終閲覧日 2020.12.1］

17) 医薬品医療機器総合機構. MID-NET® (Medical Information Database Network). https://www.pmda.go.jp/safety/mid-net/0001.html［最終閲覧日 2020.12.1］

18) 厚生労働省. 医薬品の製造販売後の調査及び試験の実施の基準に関する省令等の一部を改正する省令. 厚生労働省令第 116 号, 平成 29 年 10 月 26 日. https://www.pmda.go.jp/files/000220766.pdf［最終閲覧日 2020.12.1］

19) Yamaguchi M, Inomata S, Harada S, et al. Establishment of the MID-NET®medical information database network as a reliable and valuable database for drug safety assessments in Japan. *Pharmacoepidemiol Drug Saf* 2019; **28**(10): 1395-404.

20) 医薬品医療機器総合機構. MID-NET の利活用を検討するための参考情報「1. 利活用者向け基本情報について」,「2. 利活用者向け詳細情報について」https://www.pmda.go.jp/safety/mid-net/0004.html［最終閲覧日 2020.12.1］

21) 医薬品医療機器総合機構. MID-NET の利活用の手順. https://www.pmda.go.jp/safety/mid-net/0003.html［最終閲覧日 2020.12.1］

22) Hall GC, Sauer B, Bourke A, et al. Guidelines for good database selection and use in pharmacoepidemiology research. *Pharmacoepidemiol Drug Saf* 2012; **21**(1): 1-10.

23) 医薬品医療機器総合機構. 医療情報のデータベース等を用いた医薬品の安全性評価における薬剤疫学研究の実施に関するガイドライン. 平成 26 年 3 月 31 日. https://www.pmda.go.jp/files/000147250.pdf［最終閲覧日 2020.12.1］

24) 厚生労働省医薬・生活衛生局医薬品審査管理課長, 生活衛生局安全対策課長. 製造販売後の医薬品安全性監視における医療情報データベースの利用に関する基本的考え方について. 薬生薬審発 0609 第 8 号, 薬生安発 0609 第 4 号, 平成 29 年 6 月 9 日.

● *Column 5*

患者レジストリ

　本書の内容の多くは, レセプトや電子カルテ情報などの構造化されたデータベースを二次利用した薬剤疫学研究を念頭に説明されている. 一方, 情報技術の普及やリアルワールドデータへのニーズの高まりを背景に, 近年, 大規模な患者レジストリが多く構築されている. 日本における患者レジストリの検索システムなども登場しており[1], 今後, 薬剤疫学研究でも活用が増えることが予想される.

　患者レジストリとは, 特定の疾患の罹患や特定の手技の施行など, 対象とする臨床的な条件に合致する集団について, 体系的に情報を集める基盤を指す[2]. 対象とする臨床条件によって, 疾患レジストリ (例:全国がん登録[3], 心房細動の Fushimi AF レジストリ[4]) や, 手術・インターベンションレジストリ (例:消化器外科手術

レジストリ[5]），曝露レジストリ（例：医薬品の安全性監視活動として調査対象医薬品を使用した患者を登録するもの[6]）などと呼ばれる．

　患者レジストリには，登録時点および定期的な追跡時点における，登録対象としている疾患の重症度や，規定の併存疾患の有無，投薬などの治療介入の有無などの詳細な臨床情報が収集されるため，薬剤疫学研究を実施するにあたって有用な場合がある．例えば，心房細動の患者に対して，治療ガイドラインに沿った投薬が適切に行われているかどうかを評価する場合，診断を受けた未治療群の正確な捕捉とガイドラインに適合するかどうかを判定するための重症度やリスク情報が必要となる．レセプトデータベースでそれらの情報を正確に捕捉することは難しく，患者レジストリのように，大規模な対象集団の臨床情報が収集されたデータベースが必要となる場面も多い[4]．

　一方，患者レジストリの構築には大きなコストがかかる場合がほとんどである．特に正確な情報収集を目指すほどデータ収集のコストは上がり，入力を行う医療現場にも負担がかかる．このため，レジストリで収集するデータ項目や，登録対象とする患者は，厳しく吟味されることが多い．例えば，経カテーテル冠動脈インターベンションのレジストリには，インターベンションを受けなかった急性冠症候群患者の登録はないため，単独のレジストリでは薬剤およびインターベンション治療群と薬剤治療のみの群（非インターベンション群）を比較することはできない．また，患者レジストリに登録される項目は，当該疾患に関連する臨床的な項目に絞られていることが多く，レセプトデータが捕捉しうる他領域の疾患や治療歴の情報，そして社会的背景の代替変数などが捕捉しきれないことが指摘されている[7]．

　近年，レジストリのデータに DPC データやレセプトなどの請求データをつなげることで，詳しい臨床情報を用いながら同時に請求データの利便性も利用する研究が増えている．米国では医療機器や手術・インターベンションのレジストリ[8]，がんレジストリ[9] などと高齢者医療保険のメディケアデータとをリンケージしたデータベースでの研究が多数報告されている．日本においても各種レジストリで同様の試みがなされており，例えば，全国の様々な手術症例レジストリのプラットフォームである National Clinical Database (NCD) では，病院から提供された DPC データとレジストリに登録された臨床情報を統合し，研究利用できる基盤を構築している．また，日本循環器学会の主導する JROAD-DPC データベースを基盤に，心不全の診断がついた入院患者について，診断を確認の上で DPC データから抽出した情報を修正・データ追加することによってレジストリを構築する後ろ向き研究（JROADHF）も存在する．

文　　　献

1) クリニカル・イノベーション・ネットワーク推進支援事業 CIN 構想の加速・推進を目指したレジストリ情報統合拠点の構築 レジストリ検索システム. https://cinc.ncgm.go.jp/cin/G001.php ［最終閲覧日 2020.12.1］
2) 隈丸拓，香坂俊，友滝愛ほか. 医療機器の市販後成績調査と症例レジストリの連携に向けたガイドライン案. 日本内科学会雑誌 2016; **105**: 2183-93.
3) 国立がん研究センターがん情報サービスがん登録・統計. https://ganjoho.jp/reg_stat/can_reg/national/index.html ［最終閲覧日 2020.12.1］
4) Yamashita Y, Uozumi R, Hamatani Y, et al. Current status and outcomes of direct oral anticoagulant use in real-world atrial fibrillation patients ― fushimi AF registry ―. *Circ J* 2017; **81**(9): 1278-85. doi:10.1253/circj.CJ-16-1337
5) Gotoh M, Miyata H, Hashimoto H, et al. National Clinical Database feedback implementation for quality improvement of cancer treatment in Japan: From good to great through transparency. *Surg Today* 2016; **46**(1): 38-47.
6) 厚生労働省医薬食品局審査管理課長，厚生労働省医薬食品局安全対策課長.「医薬品安全性監視の計画について」（薬食審査発第 0916001 号，薬食安発第 0916001 号，平成 17 年 9 月 16 日）の別紙「ICH E2E　医薬品安全性監視の計画」
7) Kumamaru H, Jalbert JJ, Setoguchi S. Incremental utility of additional clinical information and propensity score methods in controlling for severe confounding by indication. *Pharmacoepidemiol Drug Saf*: Abstracts of the 34th International Conference on Pharmacoepidemiology and Therapeutic Risk Management 2018; **27**(S2): 489. https://onlinelibrary.wiley.com/doi/epdf/10.1002/pds.4629 ［最終閲覧日 2020.12.1］
8) Chen CY, Stevenson LW, Stewart GC, et al. Impact of baseline heart failure burden on post-implantable cardioverter-defibrillator mortality among medicare beneficiaries. *J Am Coll Cardiol* 2013; **61**(21): 2142-50. doi:10.1016/j.jacc.2013.02.043
9) Enewold L, Parsons H, Zhao L, et al. Updated overview of the SEER-Medicare Data: Enhanced content and applications. *J Natl Cancer Inst - Monogr* 2020; **2020**(55): 3-13. doi:10.1093/jncimonographs/lgz029

2.4　研究デザインの選択

　研究目的に照らし合わせて，最適なデザインを選択する．本節では，薬剤疫学研究で代表的な研究手法である，コホート研究，ケース・コントロール研究，また，自己対照研究について紹介する．

◎ 2.4.1 コホート研究

a. コホート研究とは

薬剤 A が，投与された患者に対してどのような有効性および安全性をもつかを評価するために，どのような研究が必要だろうか．もし理想的な研究が，リソース（労力，時間）や法，倫理などの要素を気にすることなく思い通りに組めるとすると，研究はおそらくランダム化臨床試験（randomized clinical trial: RCT）になるだろう．例えば実臨床において薬剤 A の投与対象となりうる患者からランダムに 1 万人抽出し，5,000 人には薬剤 A をランダムに割り付け，その他の 5,000 人にはプラセボを割り付ける．全 1 万人について，有効性・安全性を評価したい期間，例えば 10 年間のフォローアップを実施し，その期間にこれらの薬を強制的に投与する．興味のある評価項目，例えば脳梗塞の発生頻度や大量出血の発生頻度をそれぞれの群で推定し，発生率差やリスク比を推定することで，プラセボに比較した A 薬の有効性・安全性を評価する．

コホート研究は基本的にこのような RCT に類似するようにデザインされる．すなわち，特定の曝露を受けた群を一定期間観察，その期間中に発生する興味のあるアウトカムの発生率やリスクを測定し，比較対照となる群におけるそれらの指標と比較を行うのが典型的なコホート研究である（図 2.3）．例えば，データベースにおいて，様々なタイミングで特定薬剤の処方が開始された対象者を同定し，その際の薬剤の種類によって曝露・非曝露群に分類，フォローアップを開始するデザインが考えられる．

コホート研究は，研究対象者の組み入れ（多くの場合，曝露の開始時点と同じ），フォローアップ，アウトカムの発生が時間軸に沿って明確に示される点が強みである．組み入れ前の期間の情報によって対象者の背景などが定義でき，研究の組み入れ基準を満たさない対象者の除外を行うこともできる．アウトカムの数を 1 つに限る必要はなく，複数のアウトカムの評価が同一のコホートで可能である．

アウトカムの頻度が低い場合においては，コホート研究デザインを用いて曝露群と対照群の全員のフォローアップを実施することは，一般に非効率である．しかし，既存のレジストリやデータベースの二次利用による研究など，追加のデータ収集が行われない研究においては，データ収集に伴う非効率性はない．ランダ

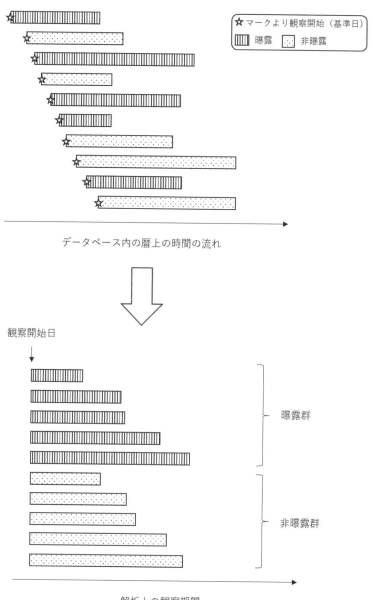

図 2.3 データベースを用いたコホート研究の患者組み入れとフォローアップ

ム割り付け以外は RCT と同じデザインであること，そしてアウトカムの発生率や割合およびそれらの差，比などが直接推定できることなどから，コホート研究は最も標準的な，データベースを用いた研究デザインと考えられる．

● *Column 6*
データベースを使ったコホート研究は「後ろ向きの前向き研究」？

　前向き研究（prospective study），後ろ向き研究（retrospective study）という表現を，しばしば見かけることがある．結論から言うと，この呼び方は混乱を生じるので避けるべき，というのが昨今の流れである[1]が，データベース研究ではどうだろうか．

　この「前向き」，「後ろ向き」には，「デザイン上の因果の方向」と，「データを集める時間軸の方向」の両方，またはいずれかを意図した表現として用いられている．

　疫学の教科書によっては，コホート研究を「前向き研究」，ケース・コントロール研究を「後ろ向き研究」としている場合がある．一次データ収集の場合，「デザイン上の因果の方向」と，「データを集める時間軸の方向」が一致していることが多いので，一次データ収集が主流だった時代は，コホート研究を前向き研究，ケース・コントロール研究を後ろ向き研究と呼ぶことで，特に混乱は生じなかった．また，「データを集める時間軸の方向」が後ろ向きであることで，コホート研究にはない思い出しバイアスなどのバイアスの影響が異なることから，後ろ向き研究＝ケース・コントロール研究のほうがバイアスが入りやすいと考えられてきた．

　しかし，昨今の薬剤疫学研究においては，データベースを用いた研究が主流となり，コホート研究であっても，研究計画時点から見て，過去のデータを用いる状況が生じている．この場合，計画段階におけるデータを収集する向きは「後ろ向き」，デザイン上の因果の向きは「前向き」であり，「後ろ向きの前向き研究」となる（データを収集する向きに注目して，両方を加味して表現するならば「後ろ向きコホート研究」と呼んでいるものはしばしば見かける）．一方，薬の発売前の時点で，発売後のデータを用いたケース・コントロール研究の計画を立てるような場合は，計画時点からデータを収集する向きは「前向き」，デザイン上の因果の方向は「後ろ向き」であり，「前向きの後ろ向き研究」となってしまう．

　データを二次利用する場合，一次データ収集の場合と異なり，データを集める向きによってバイアスの影響に違いは生じない．よって，前向き，後ろ向きという表現よりも，何のデータベースを使ったのか，ということをタイトルに含めるほうが

意義はある.

文　　　献

1)　Rothman KJ, Greenland S, Lash TL. *Modern Epidemiology*, 3rd edition. Chapter 6, pp. 95-7. Lippincott Williams & Wilkins, 2008.

b.　コホート研究における頻度指標

薬剤の安全性や有効性の評価に標準的に用いられるアウトカム発生の頻度指標として，発生リスクと発生率がある.

(i)　発生リスク（incidence risk）　　発生リスクとは「特定のリスク集団（population at risk）において特定の観察期間中にある事象が発生する割合」[1] である. リスクという言葉を用いずに，「発生割合」と称することもある. 発生リスクは下記の式で示され，0〜1 の値をとる：

$$発生リスク = \frac{対象集団における特定期間中のアウトカム発生者数}{対象集団の人数}$$

通常，発生リスクの定義には観察期間の定義が必要である. 例えば，冠動脈バイパス術の成績を議論する際に，指標の一つとして周術期に死亡する患者の割合が用いられる. 評価のためには患者の死亡を観察するための期間（例えば術後 30 日や 90 日）を定義する必要があり，施術を受けた全患者数が分母，その期間中に死亡した患者数が分子として，死亡割合が計算される. 30 日，90 日という期間が異なれば当然死亡する人数および割合が変化するため，期間を特定しなくては割合を解釈することは困難である. 一般には，アウトカムが発生した患者を除いて，評価されるすべての対象患者について，30 日間の観察ができていなければ，集団の術後 30 日の発生割合は正確に評価できない. つまり観察期間中には，対象のコホートからの脱落がないことが，直接，正確に発生リスクを評価するための前提となる.

　例外的に，発生リスクの指標の一つとして分類されているものの，観察期間の長さが対象者間で異なるものがある. 例えば，入院患者に占める入院期間中に死亡した患者の割合を示す院内死亡リスクなどがある. しかし，一般的には，院内死亡リスクのように観察期間が患者によって異なる頻度指標よりも，術後 30 日死

亡リスクのように観察期間が固定された頻度指標のほうが客観的で好ましい．ただし，観察期間の設定が恣意的にならないよう，臨床的・薬理学的な観点から興味のあるアウトカムの発生を評価する期間を明確化することが望まれる．

(ii) **発生率**（incidence rate）　発生率は単位時間当たりの変化の速さを示す指標であり，人‒時間法を用いると特定の集団における各人の観察期間を足し合わせた総観察期間（例：総人年，総人日）に対して何例のアウトカムが発生したのか：

$$発生率 = \frac{対象集団におけるアウトカム発生数}{総観察期間}$$

で推定される．データベース研究において長期の追跡を行うコホート研究を実施する場合，（一般的な臨床研究や古典的なコホート研究と同様に）全員が同じ観察期間をもつのではなく，対象が途中でコホートから脱落することが考えられる．例えば保険者を基盤としたレセプトデータベースを用いる研究では，対象者が転職や転居によって保険から脱退すると，それ以降の情報がデータベースには含まれず，保険利用の記録が確認できなくなる．また，子宮体がんの発生をアウトカムとして捉える研究においては，（アウトカム以外の理由での）子宮全摘術が施行されるなどの競合リスク（competing risk）が発生したり，初回のアウトカムが生じたことで対象者がそれ以降にアウトカムを発生する可能性がなくなったりする場合，対象者はそれらが発生した以降はリスク集団から除かれる．

　発生率は 25.6 件/1,000 人年などで表現され，アウトカムが発生する速度として解釈できる．この際，発生率の分母となる観察期間は 1,000 人を 1 年間観察した場合の推定値かもしれないし，10 人を 100 年間観察した場合の推定値かもしれない．発生率のみでは，推定のために各対象者を何年間観察したのかわからない．したがって，研究結果として表記する場合は必ず，その発生率を算出するのに用いられた対象者数，総観察時間，アウトカム数を併記するべきである．

　また，アウトカムの発生速度は，薬剤が投与されてから経過した時間に依存することも多い．例えば薬剤による肝障害の発生率は，投与開始後 30 日以内と 31 〜90 日以内とでは異なる可能性がある．発生率を測定する場合においても，臨床的・薬理学的な知見などに基づいて，投与開始後 30 日以内の発生率と 31〜90 日以内の発生率を個別に求めるなど，求めたい指標が当てはまる期間を検討する必

要がある.

c. コホート研究における効果指標

薬剤の安全性や有効性の評価に標準的に用いられる効果指標には,絶対効果指標（absolute effect measures）としてリスク差,発生率差,また,相対効果指標（relative effect measures）としてリスク比,発生率比などがある.

あるコホート研究において,A薬の肝障害に関する安全性プロファイルを確認するため,肝障害リスクがない類薬のB薬を対照薬とした.研究の結果,A薬を投与された集団（N_A人）を計T_A人年観察した際に発生する肝障害がX_A件であり,B薬を投与された集団（N_B人）をT_B人年観察した際の肝障害の発生がX_B件だったとしよう（表2.5）.この場合,B薬と比較した場合におけるA薬が肝障害発生に与えた影響の大きさを表す効果指標はどのように算出されるか見ていこう.

表 2.5 群ごとの観察期間とアウトカム発生数

	人数	総観察人年	アウトカム発生数
A薬群	N_A	T_A	X_A
B薬群	N_B	T_B	X_B

(i) 絶対効果指標　もしこの研究が,A薬あるいはB薬投与後の特定の一定期間における肝障害の発生を調べる目的でデザインされていた場合,頻度指標として発生リスクが,効果指標として発生リスク差が算出できる.上記の記号を用いると,A群の発生リスクはX_A/N_A,B群の発生リスクはX_B/N_B,発生リスク差は$X_A/N_A - X_B/N_B$となる.

一方,対象者ごとに観察期間が異なるようなデザインであった場合,発生リスクは求められないため,頻度指標としては発生率を用いる.発生率はA群でX_A/T_A,B群でX_B/T_Bとなり,A薬群とB薬群の発生率差は$X_A/T_A - X_B/T_B$によって算出される.

発生リスク差,発生率差のいずれも単位はそれぞれの頻度指標と同じとなり,件/人（%）もしくは件/人時間で示され,絶対効果指標とも呼ばれる.

この研究がコホート研究ではなくランダム化臨床試験であれば,絶対効果指標は,対象者にB薬の代わりにA薬を投与した場合に増加（もしくは減少）する

リスク・発生率の大きさを直接的に表す．例えば，発生リスク差が5%であれば，対象コホートにおいてA薬での治療が，B薬に比較して肝障害発生を5%増やす．また，発生率差が12件/1,000人年であれば，対象コホートにおいてA薬での治療が，B薬に比較して1,000人年当たり12件の肝障害発生を増やすという解釈が可能である．

また，絶対効果指標と関連して，number needed to treat（NNT）もしくはnumber needed to harm（NNH）という指標がある．前者は有効性，後者は安全性に注目している場合の呼び方であり，いずれも発生リスク差の逆数をとった値である．例えば，A薬とB薬で肝障害の発生リスク差が5%だった場合のNNHは $1 \div 0.05 = 20$ となり，B薬への曝露に比較してA薬への曝露が1人の肝障害発生数の増大につながるには，20人がA薬に曝露する必要があると解釈できる．

(ii) **相対効果指標**　　一方，2群間のアウトカムの発生リスクや発生率をそれらの比によって比較することもできる．上記の例では，肝障害の発生リスク比は $(X_A/N_A)/(X_B/N_B)$ で表され，発生率比は $(X_A/T_A)/(X_B/T_B)$ で表される．これらの数字はB薬に比べてA薬が肝障害を起こす発生リスクもしくは発生率が何倍多いかを意味する．これらの指標は相対効果指標と呼ばれる．また，Cox比例ハザードモデルを用いた生存分析によって算出されるハザード比も相対効果指標の一つである．

相対効果指標の場合，絶対効果指標と異なり，集団をA薬で治療した場合に増加（もしくは減少）するリスク・率の大きさは，対照群であるB薬のリスク・率に依存する．例えば，A薬群のB薬群に対するリスク比が3.0であった場合，B薬群のリスクが20%であればA薬の効果は $(3.0 - 1.0) \times 20\% = 40\%$ のリスク増加だが，B薬群のリスクが2%であれば $(3.0 - 1.0) \times 2\% = 4\%$ の増加と大きく異なる．

上記のように，絶対効果指標のほうが，対象集団におけるA薬のリスクの影響の大きさを直観的に評価することができるため，公衆衛生政策においては重要である．「STROBE声明」[2] では，もし相対効果指標により因果関係が示唆され，かつ，適切と判断される場合には，相対効果指標を絶対効果指標へ変換し報告することが勧められている．

アミノカプロン酸と CABG 後院内死亡

コホート研究において頻度指標として発生リスク，効果指標としてリスク比を用いて薬剤の安全性を評価した事例を紹介しよう．

Schneeweiss らは，米国の病院由来のレセプトデータベースである Premier を用いて，冠動脈バイパス術（CABG）施行時に使用される抗線溶療法の薬剤であるアプロチニンの術後死亡に関する安全性を，アミノカプロン酸との比較により評価するためのコホート研究を実施した[3]．アウトカムは全院内死亡と，術後 7 日以内に限定した院内死亡の 2 種類を用いた．CABG 後の平均在院日数はアプロチニン群で 7.6 日，アミノカプロン酸群で 8.2 日だった．

全院内死亡リスクはアプロチニン群で 4.5%（1,512 人/33,517 人），アミノカプロン酸群で 2.5%（1,101 人/44,682 人）であり，リスク比（95%信頼区間）は，全院内死亡の粗リスク比が 1.83（1.70–1.98），患者背景因子による調整リスク比が 1.64（1.50–1.78）であった（交絡調整については 4.3 節参照）．術後 7 日以内の院内死亡リスクは，アプロチニン群で 1.9%（631 人/33,517 人），アミノカプロン酸群で 1.0%（435 人/44,682 人）であり，術後 7 日以内の院内死亡の粗リスク比は 1.93（1.71–2.18），調整リスク比は 1.78（1.56–2.02）であった．

全院内死亡リスク比と 7 日以内の院内死亡リスク比に大きな差がないことから，これらの院内死亡リスクの観察期間の違いによる安全性評価への影響が限定的であることが示唆される．本論文では以上の結果が，アミノカプロン酸に比較したアプロチニンの院内死亡リスクに対する増大効果を支持するものと結論づけている．

d. コホート研究における比較対照

コホート研究において，比較対照の候補としては，大きく分けて実薬対照（active comparator）と未使用対照（non-user）が挙げられる．実薬対照は実臨床で用いられる研究対象薬の代替となりうる薬剤であり，未使用対照は文字どおり，研究対象の薬剤を服用していない集団である．比較対照の選択に際して，最も重要なのが，適応による交絡（4.2.4 項参照）の低減である．基本的に研究対象の薬剤を使用している集団と使用していない集団（未使用対照）は大きく異なる可能性が高い．よって，観察研究の場合，可能な限り実薬対照と比較することが推奨される．

実薬対照は大きく分けて，同じ薬効クラスの中の異なる薬剤（例えば 1.3.1 項ロシ

グリタゾンとピオグリタゾンの比較[4]），または異なる薬効クラス（例えば SGLT2
阻害薬に対する GLP-1 受容体作動薬[5]）をとりうる．実薬対照としては，曝露であ
る薬剤と同じ適応をもつ薬が好ましい．現場の医師が曝露の薬と選択を迷うよう
な対照薬であれば，適応による交絡の影響は小さく，比較可能性（comparability）
が高いことが期待できる．

　研究の目的が，注目している薬剤と有害事象との間に因果関係があるかどうか
を明らかにすることである場合，比較対照となる薬剤は，研究上のアウトカムに
関連のない，リスクを上げたり下げたりしない薬剤であることが理想である．比
較対照となる薬剤自体が研究上のアウトカムのリスクを上げ下げするようなもの
であると，曝露群と比較対照群のリスク比の解釈は難しくなる．例えば，新しい
糖尿病治療薬である SGLT2 阻害薬の急性膵炎リスクを評価したい場合，DPP-4 阻
害薬を実薬対照とした研究を行うことは好ましくない．なぜなら，DPP-4 阻害薬
は急性膵炎リスクを上昇させる可能性が示唆されているため[6]，仮に SGLT2 阻害
薬の急性膵炎のリスク比が 1 以下だったとしても，SGLT2 阻害薬に急性膵炎リス
クがないのか DPP 阻害薬に比べてリスクが低いだけなのか区別がつかないからで
ある．

　また，ある薬剤ですでに知られている副作用に注目し，その副作用が同種同効
薬（クラス）の間で共通して知られているものであった場合，クラス内における
その薬剤の位置づけを明確化することを目的として，クラスの中の異なる薬を実
薬対照とすることもある．この場合，対照薬もクラス効果（class effect）と呼ば
れる類似した薬効・リスクをもっていることから，結果として得られる効果指標の
解釈は，あくまでクラス効果が打ち消された値となり，その比較からはクラス効
果によるリスクが評価できない点に留意する．

● *Column 7*
究極の比較対照

　2018 年にある中国の製造所（Zhejiang Huahai Pharmaceutical）で製造された降圧
剤バルサルタン原薬において，発がん性物質 *N*-ニトロソジメチルアミン（*N*-
nitrosodimethylamine: NDMA）が検出されたため，世界的にバルサルタン製剤の回

収が行われた事件は記憶に新しい[1]. 2018 年 7 月に NDMA の検出が公表され[2], 即座に米国食品医薬品局 (Food and Drug Administration: FDA) および欧州医薬品庁 (European Medical Agency: EMA) が当該薬の市場からの取り下げを決定した.

これを受け, すでに使用されてしまった当該薬による発がん増加の健康被害を検証するため, デンマークで素早くリアルワールドデータ研究が行われた[3]. NDMA の検出が 2018 年 7 月に公表されてから 7 週間後に研究論文が 'British Medical Journal' (BMJ) 誌に投稿され, BMJ 誌が Fast Track 査読システムを適用し 3 週間後の 9 月にアクセプトしたとのことである[3]. NDMA 混入の健康被害が大きく注目を集めている中, 悠長に一次データを利用した研究をしている状況ではないため, リアルワールドデータがまさに力を発揮した場面といえる.

論文の著者らはデンマークの国全体のリアルワールドデータを用いて, 2012 年 1 月 (当該薬が市場に出たと想定される時期)〜2018 年 6 月に, 上述の中国で製造されたバルサルタンを処方された患者とそれ以外のバルサルタンを処方された患者の間で, 各種がん (大腸肛門, 膵臓, 肺, 皮膚, 乳房, 子宮, 前立腺, 腎臓, 膀胱) の発生率を比較した. National Patient Register には独自の drug ID (Nordic article number) の情報が含まれており, 128 のバルサルタン製剤のうち 18 が上述の中国の製造所で製造されたことが同定できたそうである. すべてのがんをまとめた主解析の結果は, 調整ハザード比 1.09 (95%信頼区間 0.85–1.41) であり, 部位ごとの解析でも強い関連は認められなかった. 以上から, さらなる観察が必要であるものの, 調査時点では明らかな発がん増加の健康被害はないと結論された[3].

さて, 曝露 (上述の中国の製造所で製造されたバルサルタン) に対して, 今回の対照薬 (それ以外のバルサルタン) は最高の比較対照と考えられる. 同じ薬の中で, 医師が製造所まで意識して処方薬剤を選択することは全くないし, ましてや発がん性物質混入の可能性を意識することは全くないと想定できる. つまり, 適応交絡 (confounding by indication) が全くない, 2 群の比較可能性が最も高い観察研究である.

ただし, それでも論文の著者らは様々な共変量 (低用量アスピリンやスタチンなど発がんに関連しうる薬剤の処方歴, 糖尿病や COPD などの疾患, など) を統計解析で調整している[3]. その理由は論文の中では明記されていないが, 2 群間に地域や診療所の偏りなどがあった場合に, それに伴う交絡の影響を調整できる可能性を期待していたのかもしれない.

文　　　　献

1) 平成 30 年度第 8 回薬事・食品衛生審議会薬事分科会医薬品等安全対策部会安全対策調査会，資料 2–3. バルサルタン製剤における発がん物質の検出に対する対応について（9 月 7 日付け事務連絡）. https://www.mhlw.go.jp/content/11121000/000360273.pdf［最終閲覧日 2020.12.1］

2) European Medicines Agency. EMA reviewing medicines containing valsartan from Zhejiang Huahai following detection of an impurity. 2018. https://www.ema.europa.eu/en/documents/press-release/ema-reviewing-medicines-containing-valsartan-zhejiang-huahai-following-detection-impurity_en.pdf［最終閲覧日 2020.12.1］

3) Pottegård A, Kristensen KB, Ernst MT, et al. Use of N-nitrosodimethylamine (NDMA) contaminated valsartan products and risk of cancer: Danish nationwide cohort study. *BMJ* 2018 Sep 12; **362**: k3851.

◎◎ 2.4.2　ネスティッド・ケース・コントロール研究

a.　ネスティッド・ケース・コントロール研究とは

各種データベースが利用可能となり，データ収集にかける労力がかからなくなった現在においては，RCT に類似させたコホート研究をまず初めに検討する．しか

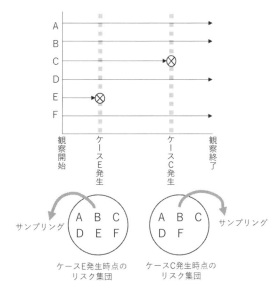

図 2.4　ネスティッド・ケース・コントロール研究におけるリスクセットサンプリング
各ケース発生時点のリスク集団からコントロールをサンプリングすること．

しながら，計算機の性能など，何らかの制約により，データベース研究をより効率的に実施する必要がある場合にネスティッド・ケース・コントロール研究（コホート内ケース・コントロール研究）が行われる場合がある．また，外部の情報とリンクが可能なデータベースであれば，選択した一部の対象者のみを外部データとリンクさせて詳細な情報を収集する2段階ケース・コントロール研究を行う場合などもある[7,8]．

　データベースを用いたネスティッド・ケース・コントロール研究では，すでに明確に定義されたコホートの追跡期間中にアウトカムを発生したケースに対して，ケース発生日を基準日（index date，カレンダー日付あるいはコホート開始時点からの日数で定義）とし，その時点のリスク集団からコントロールをサンプリングする（時点マッチング；図2.4）．そして，基準日より前の曝露状態を，ケースとコントロールの間で比較する．時点マッチングはコホート研究でCox回帰を用いる場合のリスクセットサンプリングと同じとなることから，条件付きロジスティック回帰によりハザード比が推定できる[9,10]．

● *Column 8*
ケース・コントロール研究は消滅？

　リアルワールドデータの多くは，日々蓄積されている電子医療記録（electronic health records: EHR）であり，1つの大きな前向き患者コホートとみなせる．これを用いて研究を行う場合，コホート研究が基本となるが，コホート内でのケース・コントロール研究，つまりネスティッド・ケース・コントロール研究を行うことも可能である．

　しかし，もともとケース・コントロール研究は，EHRが存在しなかった時代の一次データ収集研究において，情報収集を効率的に行うための手段であった．では，EHRがすでに存在し手元にあるならば，ケース・コントロール研究はもはや必要ないのではないか？

　この疑問に対し，米国ハーバード大学のSchneeweissとカナダMcGill大学のSuissaは，EHRにおいてもケース・コントロール研究を行うべき状況をいくつか挙げている[1]．

　・データベースには存在しない交絡要因の情報を，電子カルテに遡ったり質問票

を用いたりして，追加で収集したい状況

・バイオバンク（例：UK バイオバンク）のコホートエントリー時の（貴重で高
額な）保存検体を用いて，バイオマーカーなどの情報を追加で（ケースとコン
トロールに限って）測定したい状況

・特定のアウトカム（例：薬剤による重篤な肝障害）に対する薬物安全性監視プ
ログラムのように，アウトカムの評価や分類に専門家の検証を要し，様々な原
因薬剤を確認しなければならない状況

・急性イベントの誘因を検討する際に，イベントに対して曝露期間を適宜変えて
柔軟にモデル化したい状況

　一方，アウトカムの発生率を求めたい場合にはコホート研究が基本となる．また
コホート研究のほうが研究者によるミスが起こりにくい．ケース・コントロール研
究で起こりやすいミスとしては，共変量を定義する期間をアウトカム発生前に設け
てしまうことにより曝露とアウトカムの間の中間因子を統計学的に調整してしまう
こと（本来は背景にあるコホートのコホートエントリー時より前に設ける必要があ
る），およびコントロールのサンプリングのミス，と彼らは警告している．

　以上をまとめると，Schneeweiss と Suissa は，上記 4 つの状況を除き，EHR でコ
ホート研究ができるときにはやはりコホート研究を推奨するスタンスのようであ
る[1]．

　とはいえ，効率の観点から，EHR を用いてケース・コントロール研究が行われ
ることは最近でもしばしばみられる[2,3]．昨今，日本では 1 億人以上のデータベース
である匿名レセプト情報・匿名特定健診等情報データベース（NDB）が利用開始と
なった．全国民規模のデータとなると，自分の研究の対象集団に限定したとしても，
今の時代でもすべてのデータを解析するには，性能のよい PC が必要となる．この
場合，ネスティッド・ケース・コントロール研究であればケースとせいぜい数倍のコ
ントロールのデータだけ抽出することで，データ量は小さくなり，計算効率はよい．

文　　　　　献

1) Schneeweiss S, Suissa S. Discussion of Schuemie et al: "A plea to stop using the case-control design in retrospective database studies". *Stat Med* 2019; **38**(22): 4209-12.

2) Richardson K, Fox C, Maidment I, et al. Anticholinergic drugs and risk of dementia: Case-control study. *BMJ* 2018 Apr 25; **361**: k1315.

3) Filion KB, Azoulay L, Platt RW, et al.; CNODES Investigators. A multicenter observational study of incretin-based drugs and heart failure. *N Engl J Med* 2016 Mar 24; **374**(12): 1145-54.

b. 時点マッチング以外のサンプリング方法

ネスティッド・ケース・コントロール研究では，コントロールのサンプリング法を変えることで，コホート研究を行った場合の様々な効果指標を推定できる．

(i) 観察終了時点の非ケースからサンプリング

観察終了時点のリスク集団である非ケースからコントロールを選ぶ方法で，一次データ収集に基づく古典的なケース・コントロール研究でも用いられる（図 2.5）．この場合，ケースでは発生時点より過去，コントロールでは観察終了時点より過去の曝露の有無を特定してオッズ比を算出する．このオッズ比は，背景にあるコホートにおける曝露群と非曝露群のアウトカム頻度を比べたオッズ比に一致する．また，ケースとなるイベントの発生がまれであるという仮定（rare event assumption）のもとでは，コホートのオッズ比，リスク比，発生率比がほぼ同じになる．したがって，この仮定を満たす場合は，古典的なケース・コントロール研究から得られるオッズ比によりリスク比や発生率比を近似できる．

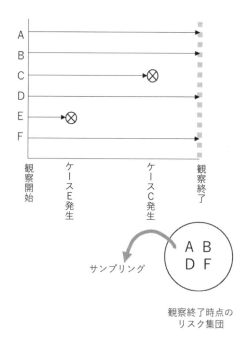

図 2.5 観察終了時点からのコントロールのサンプリング

(ii) 観察開始時点のリスク集団からサンプリング 観察開始時点における
リスク集団であるコホートの対象集団全員からコントロールを選択する方法であ
る（図 2.6）．この方法は，ケースコホート（case-cohort）研究を実施する場合のサ
ブコホートのサンプリング方法として有名である．まれなイベントの仮定がなく
ても，オッズ比で背景にあるコホートのリスク比が推定できる．

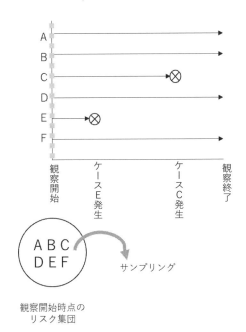

図 2.6 観察開始時点からのコントロールのサンプリング

c. ケースとコントロールのマッチング

コントロールのサンプリングの過程において，各ケースと 1～数個の因子の状
況が一致（あるいは類似）している対象者をコントロールとして選ぶことをマッ
チングという．ケース 1 人に対して通常複数名マッチングする．コホート研究と
は異なり，ケース・コントロール研究におけるマッチングは交絡調整が目的では
なく，あくまで効率の上昇であることに留意してほしい．

マッチング因子としては，通常，年齢や性別などの研究上重要な交絡要因が用

いられる．ただし，マッチングした因子は，ケースとコントロールでの分布が一致しているため，マッチングの因子自体のアウトカムへの効果については推定できない（性別でマッチングした場合，性別の有害事象発生に対する効果・寄与度については算出することはできない）．また，マッチをとる因子が多すぎるとコントロールが見つからず，サンプルサイズが小さくなり推定精度が落ちる可能性がある[11]．したがって，マッチングに用いる因子はよく検討する必要がある．

解析時においては，マッチされた組を層とした Mantel-Haenszel の方法や条件付きロジスティック回帰など，マッチングを考慮した解析を行う必要がある．

● *Column 9*
コントロールはケースの何倍必要？

ケース・コントロール研究を行う際，コントロールはケースの何倍集めたらいいのだろうか？ よく聞くのは「ケースの 4 倍集めれば十分」という回答であるが，何を根拠に「4 倍で十分」といっているのだろうか．

ケースが曝露を受ける確率を p_1，コントロールが曝露を受ける確率を p_2 とする．ケース n 名に対してコントロールをその k 倍，kn 名集め，曝露を受けたケースと曝露を受けたコントロールの人数は二項分布に従うとしよう．このとき，曝露オッズ比を ψ とするとその推定値の近似的な分散は，

$$\psi^2 \left(\frac{1}{np_1} + \frac{1}{n(1-p_1)} + \frac{1}{knp_2} + \frac{1}{kn(1-p_2)} \right) \tag{1}$$

で表される．分散はオッズ比の推定精度の指標であり，分散が小さいほど推定精度は高くなる．ケース数 n は一定とした場合，コントロールを無限に集めることができればこの分散は最小値，つまり最大の推定精度

$$\psi^2 \left(\frac{1}{np_1} + \frac{1}{n(1-p_1)} \right) \tag{2}$$

となる．(2) 式を (1) 式で割ったものを相対効率（relative efficiency: *RE*）といい，コントロールを無限に集めた場合の推定精度を100%とした場合に比べ，ケースの k 倍集めた場合に推定精度が何%低下するのか，を表すことができる．実際に計算してみると相対効率は，

$$RE = \frac{\dfrac{1}{np_1} + \dfrac{1}{n(1-p_1)}}{\dfrac{1}{np_1} + \dfrac{1}{n(1-p_1)} + \dfrac{1}{knp_2} + \dfrac{1}{kn(1-p_2)}} = \left(1 + \frac{\dfrac{1}{kp_2} + \dfrac{1}{k(1-p_2)}}{\dfrac{1}{p_1} + \dfrac{1}{1-p_1}}\right)^{-1}$$

となり，k だけでは決まらず曝露確率 p_1 と p_2 にも左右されることがわかる.

ここで，オッズ比 ψ が1の場合，つまり曝露効果がない $p_1 = p_2$ の場合を考えてみよう. この場合の相対効率を RE_0 とすると，

$$RE_0 = \frac{1}{1 + 1/k} = \frac{k}{k+1} \tag{3}$$

となって，今度は相対効率は k だけで決まり，$k = 4$，つまりコントロールをケースの4倍とすれば，コントロールを無限に集めた場合に比べても80%の効率を保つことができる[1]. これが「コントロールはケースの4倍集めれば十分」の根拠であるが，あくまでもオッズ比が1という曝露効果がない場合に限っての根拠であることに注意が必要である. これに対して一般にオッズ比の推定精度を十分に確保したい場合には，コントロールはケースの10〜20倍も集める必要があると報告されている[2].

文　　　　　献

1) Breslow NE, Day NE. *Statistical Methods in Cancer Research, Vol. I: The Analysis of Case-Control Studies*. Oxford University Press, 1980.
2) Breslow NE, Lubin JH, Marek P, et al. Multiplicative models and cohort analysis. *Journal of the American Statistical Association* 1983; 78: 1-12.

◎◎ 2.4.3　自己対照研究

a.　自己対照研究とは

自己対照研究は比較的新しい観察研究手法であり，臨床試験におけるクロスオーバーデザインと同様の発想に基づいている. アウトカムが発生したケースのみを解析対象とするため，case-only design とも呼ばれる[12]. 自己対照研究では，ケース自身の異なる観察期間における曝露の有無（ケース・クロスオーバーデザイン）またはアウトカム発生リスク（自己対照ケースシリーズ）の比較が行われる. そのため，比較される期間内で状態の変わらない共変量（時間非依存性共変量）の影響を調整できる. 時間非依存性であれば，共変量が未測定や未知であってもよいので，データベース研究に適したデザインである. ただし，時間非依存性共変

量と時間依存性共変量との交互作用がある場合は曝露効果の推定値にバイアスが生じる可能性がある[13].

　自己対照研究は，適切な対照群（active comparator）を設定するのが難しい状況で，曝露群と非曝露群を比較したい状況に有用である[12]．薬剤疫学における非曝露群（薬剤非使用群）は，一般的に曝露群（薬剤使用群）とは比較可能性がない場合が多いが，自己対照研究では，ケース自身の非曝露期間を対照とすることで，これを解決できる．また，ケース以外の情報を取得する必要がなく，効率的に研究を実施可能である．

　代表的な手法としては，自己対照ケースシリーズ，ケース・クロスオーバーデザイン，sequence symmetry analysis (SSA) が存在する．SSA は厳密にはケース自身の観察期間の比較は行われないが，自己対照研究デザインとしての特徴も有しており，自己対照研究デザインとして扱われる場合もあるため，ここで記載する．これらの概要を以下に示す．

b. 自己対照ケースシリーズ（self-controlled case series: SCCS）

1995 年に Farrington によって，ワクチンの安全性を評価することを目的に提案された[14]．ケースの観察期間を興味のある曝露による「曝露期間」とそれ以外の「コントロール期間」に分割し，これら曝露期間とコントロール期間のアウトカム発生率を比較する（図 2.7(a)）．曝露の有無に基づいた比較を行うため，コホート研究に近い方法といえる．曝露期間の中でイベント発症リスクが異なると考えられる場合に，曝露期間をさらに細かく分割することも可能である（例：曝露開始 n 日まで，$n+1$ 日目から曝露期間終了まで）．統計モデルによって時間依存性共変量の影響を調整することもできる．対象者の観察期間すべてを利用できるため，他の自己対照研究の手法よりも効率的だが，観察期間が長くなることで時間依存性共変量の影響を受ける可能性がある．

　自己対照ケースシリーズを用いた研究例としては，1.3.3 項で紹介したインフルエンザワクチン接種によるてんかん発作リスクを検討した研究がある[15]．

c. ケース・クロスオーバーデザイン（case-crossover design）

1991 年に Maclure によって，曝露と急性アウトカムの関連性を評価することを

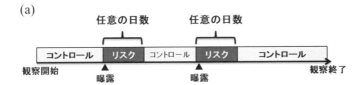

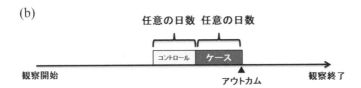

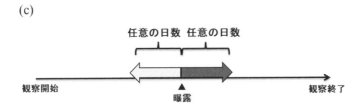

図 2.7 (a) 自己対照ケースシリーズ　対象者の観察期間に曝露によるリスク期間を設定し，それ以外の期間をコントロール期間とする．(b) ケース・クロスオーバーデザイン　アウトカムに影響するケース期間と，影響しないコントロール期間を設定する．(c) sequence symmetry analysis　曝露より後にイベントが発生したケース数と，曝露より前の期間にイベントが発生したケース数を比較する．

目的に提案された[16]．ケースの観察期間から，アウトカム発生に影響すると考えられる期間（ケース期間）と，影響しないと考えられる期間（コントロール期間）を選択し，これら期間の曝露状況を比較する（図 2.7(b)）．これらの期間は 1 日など短く設定される場合が多いが，数日から数カ月と設定している研究もみられる．また，ケース期間と複数のコントロール期間を比較することも可能である．アウトカムの有無に基づいた比較を行うため，ケース・コントロール研究に近い方法であるといえる．時間依存性共変量の影響は統計モデルによって調整できる．

肝障害リスクの仮説導出

Lee らは，台湾の国民皆保険データベースを利用し，ケース・クロスオーバーデザインを用いてイソニアジド，リファンピリン，エリスロマイシン，ジクロフェナクの急性肝障害リスクを評価した[17]．アウトカムは肝障害による入院とし，入院直前 30 日のケース期間と，それ以前の 4 つの 30 日間の期間をコントロール期間とした．各期間の肝障害リスク薬剤使用数を調整した条件付きロジスティック回帰によりオッズ比（95%信頼区間）は，イソニアジド 24.4（10.7–55.5），リファンピリン 30.8（14.1–67.1），エリスロマイシン 2.1（1.4–3.1），ジクロフェナク 2.9（2.4–3.5）と推定された．

d. Sequence symmetry analysis (SSA)

1996 年に Hallas によって提案された[18]．ケースにおける曝露とアウトカムの時間的な順序を評価し，曝露⇒アウトカムの順で発生した対象者と，アウトカム⇒曝露の順で発生した対象者の人数を比較する順序比を算出することで，曝露とイベントの関係を評価できる（図 2.7(b)）．曝露とイベントの関連を評価する期間の上限（例：1 年）を設ける場合があり，この場合は順序比を曝露直前の非曝露期間を対照とした発生率比と考えることもできる[18]．曝露とアウトカムのトレンドを調整する場合，曝露群全員の曝露のタイミングの情報が必要となることに注意する．この手法では曝露とアウトカムの発生タイミングの情報のみで推定が可能であるため，情報収集のコストが低く，シグナル検出の目的でも用いられる．一方で，時間依存性共変量の調整法は検討されておらず，今後の研究の発展が待たれる．

非定型抗精神病薬による脂質異常症発症リスク評価

SSA の研究例として，筆者らが行った事例を紹介する[19]．筆者らは，健康保険組合レセプトデータを利用し，非定型抗精神病薬の脂質異常症発症リスクを評価した．脂質異常症発症は脂質異常症治療薬の調剤により定義した．曝露とアウトカムの関連を評価する期間を 90 日以内とし，曝露⇒アウトカムの順で発生した対象者数を，アウトカム⇒曝露の順で発生した対象者数で除し，粗順序比を算出した．研究期間中の曝露とアウトカムの周辺分布を調整した調整順序比（95%信頼

区間）を算出したところ，オランザピンのみ 3.33（1.71–6.98）と脂質異常症発症リスク上昇を認めたが，それ以外の非定型抗精神病薬では明らかな上昇は認められなかった．

文　　献

1) Rothman KJ, Greenland S, Lash TL. *Modern Epidemiology*, 3rd edition. Lippincott Williams & Wilkins, 2012.

2) von Elm E, Altman DG, Egger M, et al. The Strengthening the Reporting of Observational Studies in Epidemiology (STROBE) statement: Guidelines for reporting observational studies. *Epidemiology* (Cambridge, Mass) 2007; **18**(6): 800-4.

3) Schneeweiss S, Seeger JD, Landon J, et al. Aprotinin during coronary-artery bypass grafting and risk of death. *N Eng J Med* 2008; **358**(8): 771-83.

4) Graham DJ, Ouellet-Hellstrom R, MaCurdy TE, et al. Risk of acute myocardial infarction, stroke, heart failure, and death in elderly Medicare patients treated with rosiglitazone or pioglitazone. *JAMA* 2010; **304**(4): 411-8.

5) Ueda P, Svanstrom H, Melbye M, et al. Sodium glucose cotransporter 2 inhibitors and risk of serious adverse events: Nationwide register based cohort study. *BMJ* (Clinical research ed) 2018; **363**: k4365.

6) Tkac I, Raz I. Combined analysis of three large interventional trials with gliptins indicates increased incidence of acute pancreatitis in patients with type 2 diabetes. *Diabetes care* 2017; **40**(2): 284-6.

7) Hanley JA, Dendukuri N. Efficient sampling approaches to address confounding in database studies. *Stat Methods Med Res* 2009; **18**(1): 81-105.

8) Nitta H, Yamazaki S, Omori T, et al. An introduction to epidemiologic and statistical methods useful in environmental epidemiology. *Journal of Epidemiology* 2010; **20**(3): 177-84.

9) 丹後俊郎，松井茂之．新版 医学統計学ハンドブック．朝倉書店，2018.

10) 薬剤疫学研究入門 そのデザインと解析 —製薬企業の臨床開発部門で働く生物統計家のために— 部会資料．http://www.jpma.or.jp/information/evaluation/publishing_center/pdf/015.pdf［最終閲覧日 2020.12.1］

11) Marsh JL, Hutton JL, Binks K. Removal of radiation dose response effects: An example of over-matching. *BMJ* (Clinical research ed) 2002; **325**(7359): 327-30.

12) Hallas J, Pottegard A. Use of self-controlled designs in pharmacoepidemiology. *Journal of Internal Medicine* 2014; **275**(6): 581-9.

13) Takeuchi Y, Shinozaki T, Matsuyama Y. A comparison of estimators from self-controlled case series, case-crossover design, and sequence symmetry analysis for pharmacoepidemiological studies. *BMC Med Res Methodol* 2018; **18**(1): 4.

14) Farrington CP. Relative incidence estimation from case series for vaccine safety evaluation. *Biometrics* 1995; **51**(1): 228-35.

15) Arnheim-Dahlstrom L, Hallgren J, Weibull CE, et al. Risk of presentation to hospital with epileptic seizures after vaccination with monovalent AS03 adjuvanted pandemic A/H1N1 2009 influenza vaccine (Pandemrix): Self controlled case series study. *BMJ* (Clinical research ed) 2012; **345**: e7594.

16) Maclure M. The case-crossover design: A method for studying transient effects on the risk of acute events. *Am J Epidemiol* 1991; **133**(2): 144-53.

17) Lee CH, Wang JD, Chen PC. Case-crossover design: An alternative strategy for detecting drug-induced liver injury. *J Clin Epidemiol* 2012; **65**(5): 560-7.

18) Hallas J. Evidence of depression provoked by cardiovascular medication: A prescription sequence symmetry analysis. *Epidemiology* (Cambridge, Mass) 1996; **7**(5): 478-84.

19) Takeuchi Y, Kajiyama K, Ishiguro C, et al. Atypical antipsychotics and the risk of hyperlipidemia: A sequence symmetry analysis. *Drug Saf* 2015; **38**(7): 641-50.

2.5 対象集団, 曝露, 対照, 共変量, アウトカムの定義

　レセプトデータベースや電子カルテデータベースを用いたデータの二次利用研究の場合, リサーチクエスチョンにおいて想定した対象集団, 曝露, 対照, そして共変量についての情報が, そのままデータ項目として存在していないことが多い. したがって, 既存のデータ項目を用いた設計 (アルゴリズム) や, 標準コードが付与された傷病名や薬剤を特定するためのコードリストが必要となる.

　本節では, コホート研究デザインを前提に, 対象集団, 曝露, 対照, そして共変量について, レセプトデータベースでどのように定義し実現するかについて説明する. なお, 他のデザインを選択した場合であっても, 基本的な考え方は共通している.

2.5.1 対象集団の定義

　対象集団はコホートへの組み入れ・除外基準によって決まる. 多くの RWD 研究における組み入れ・除外基準は, 患者背景, 追跡開始の条件および時点, 観察可能期間の設定などから構成される.

a. 患者背景の検討

　薬剤の安全性・有効性を評価するにあたり, どのような背景因子をもつ患者を対象に評価を行うのかを決める必要がある. 例えば薬剤 A の高齢者におけるリスクを検討したい場合, 研究の組み入れ条件に「65 歳以上」などと含める.

　対象集団を定義するにあたっては評価する薬の適応 (indication) の範囲も考えることが重要である. 例えば, A 薬を処方されている患者集団における有害事象

のリスクを評価する場合を考えよう．A 薬の適応は疾患 X である．このとき，対照薬として疾患 X に加えて疾患 Y にも適応のある B 薬を処方されている患者集団と比較してしまうと，有害事象のリスクの違いが A 薬と B 薬の違いなのか，疾患 X と疾患 Y との違いなのかを解釈することが難しい．そこで，A 薬と全く同じ疾患 X のみを適応とする C 薬を対照薬とするか，B 薬を対照薬とする場合でも疾患 X をもつ患者に研究対象集団を限定することで，比較した結果の解釈が明らかであるように設計する必要がある．

　ただし，A 薬の適応疾患 X が興味のある有害事象と関連をもたないことが想定できる場合には，研究対象を疾患 X の患者に限定しないことがある．例えば，ビスフォスフォネートの食道がんに対するリスクを評価した過去の研究では，ビスフォスフォネートの適応疾患である骨粗鬆症と食道がんに関連がないことを前提に，研究対象を骨粗鬆症の患者に限定せず，交絡要因を調整した上で一般住民の中でビスフォスフォネートの使用者と未使用者の食道がんリスクを比較している[1]．

b.　追跡開始の条件および時点の決定

　次に，対象集団の追跡開始の条件および時点を決める必要性がある．例えば，A 薬と B 薬を比較する研究において，データベース上，新しくどちらかの薬が処方（または調剤）された日を追跡開始時点とすることが多い．

　この際，新規使用者（new user）と既使用者（prevalent user）を区別する必要がある．一般に，ある患者がデータ上に存在し始めた日（データベースへの登録日，初めてレセプトが発生した日，研究期間の最初の日などの観察可能期間の開始日）から一定の期間（半年や 1 年など）の後に「初めて」薬を処方された場合に新規使用者，この一定の期間に薬が処方されていた場合には既使用者とみなす（図 2.8）．

　なお，上記の条件で特定された新規使用者は，あくまでデータベース上で「初めて」薬を処方された患者である．そのため，人生で「初めて」その薬を処方された「未治療の新規使用者（treatment naive new user）」と，過去にその薬を使用したことのある「再使用者（re-initiator）」が含まれている可能性がある．研究期間中に新しく市場に登場した新薬を検討する場合は，研究対象者はその新薬に関しては「未治療の新規使用者」であることが想定できる．一方，昔から市場に出回っている薬の場合には「未治療の新規使用者」と「再使用者」を区別することは厳

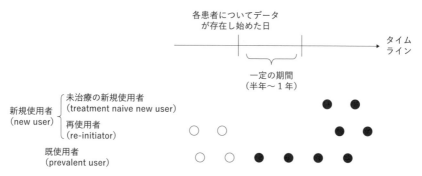

図 2.8 新規使用者と既使用者のイメージ

●はデータベース上で実際に観察された処方，○はデータベースからは不明であるが実際は処方を受けていた事実を意味する.

密には難しいため，多くの研究では区別していない.

　既使用者については，2003 年に Ray が新規使用者のみを対象とした新規使用者デザイン（new user design）を提唱して以来[2]，既使用者は選択バイアスを引き起こす可能性が高いと考えられ，研究対象者から除外されることが多い（4.2.1 項参照）．なお，既使用者を定義するための一定の期間（半年や1年など）に比較対照の薬を使用していた患者も，既使用者として除外することが多い．追跡開始日以降に生じたアウトカムが，曝露による影響か比較対照による影響かを識別することが難しいからである.

　一方，A薬に対し適切な実薬対照が見つからず，A薬の使用者と未使用者を比較することになった場合には，未使用者をいつ研究に組み入れるかは時に悩ましい．基本的には，A薬の使用者の追跡開始と同様の組み入れ条件（一定期間のA薬の未使用，アウトカムの未発生など）を未使用者にも適用し，それを満たした時点で研究に組み入れる．A薬の使用者と未使用者の時点マッチングを行い，マッチされた使用者と同じ日を未使用者の追跡開始時点としている研究もみられる[1,3]（4.3.2 項 b 参照）.

c.　観察可能期間[*3)]の検討

RWD 研究では，分析を可能とするデータが整っている対象者を選択する必要もある．データベース登録時点から追跡開始時点までの期間（ベースライン期間）が一定期間（例：6 カ月や 1 年）確保できない場合，上述の新規使用者と既使用者の区別がつかず，また背景因子の情報が十分に捉えられないといった問題が起こる．よって，ベースライン期間を十分確保できない対象者は除外されることが多い．

何をもって観察可能な期間とするかは，用いるデータベースによって異なる．例えば，保険者基盤のデータベースでは，被保険者の加入・脱退を記録した台帳が存在することが多い（2.3.1 項参照）．このような台帳がある場合，加入日から脱退日までの期間については，被保険者が受け請求が発生した医療行為や診断の多くが記録に残ると期待できる[*4)]．よって，加入から退会までの期間を観察可能期間とすることが多い．ただし，台帳が存在しない場合などは，初めてレセプトが確認されてから最後にレセプトが確認されるまでの期間とする場合もある．

一方，日本における病院や診療所，薬局などを基盤としたレセプトデータベースでは，基本的に施設間の共通 ID が存在しないため，施設を超えてデータをつなげることはできない．その結果，診療の記録がない期間も，データベースに含まれない他の施設で医療行為や診断を受けている可能性がある．よって，このようなデータベースを用いて，縦断的な研究を行うことは一般的に推奨できない．しかし，疾患によっては，特定のかかりつけの医師・病院で継続して追跡されているという仮定は，それほど無理のあるものではない．実際，肝炎・肝硬変や自己免疫性疾患を対象として，病院を基盤としたデータベースを用いてその対象疾患に対する治療行為をアウトカムとした縦断的な研究を行った例もみられる[4,5)]．ただし，対象疾患とアウトカムとする疾患の組み合わせによっては，追跡が難しい場合がある．例えば，対象疾患が治療される病院とは異なる施設で治療されるような疾患や，緊急搬送されるようなイベント（例：冠動脈疾患，脳卒中，大動脈疾患）の発症については，十分な評価ができない可能性が高い．

[*3)]　決まった呼び方はないようだが，英語では eligible period や observable period，日本語では観察可能期間や分析可能期間などという表現を見かける．

[*4)]　ただし，交通事故（民間保険）や自費診療，労災など記録に残らないものも存在する．

直接経口抗凝固薬と脳梗塞・出血性イベント

既報のデータベース研究論文における対象集団の設計の例を見てみよう[6]. 米国 Medicare（維持透析患者や障害者を除き基本的には 65 歳以上の米国居住者が対象の公的保険）の請求データベースを用いて，直接経口抗凝固薬（direct oral anticoagulants: DOAC）のリバロキサバンまたはダビガトランの脳梗塞，脳出血，出血，死亡などのアウトカムのリスクを比較した研究である．この研究において対象集団は「非弁膜症性心房細動もしくは心房粗動における脳梗塞予防の目的で対象薬 2 剤いずれかの処方を開始された患者」と定義された．データベース上で対象患者を抽出するにあたっては，表 2.6 に示す組み入れ・除外基準などが用いられた．すべて論文中で明示されているわけではないが，これらの条件が設定された背景とその影響を推測したものを表 2.6 右欄に示した.

◎◎ 2.5.2 曝露・対照の定義

a. 薬の「使用」の考え方

薬剤疫学研究における曝露（exposure）は通常，安全性または効果が検討される薬の使用であり，これを処方（prescription）または調剤（dispensation）情報から定義する．このとき，処方箋を受け取った患者の一部は調剤までされていない可能性があるため[7,8]，調剤情報のほうが処方情報よりも信頼性が高いと一般的には考えられている．ただし，調剤され薬を受け取ったとしても，もし患者の服薬遵守（compliance）が悪く，薬を実際に使用していなかった場合には，曝露状態の誤分類（misclassification）により安全性や効果が誤って推定される可能性がある.

以上を踏まえた上で，現実的には，利用するデータに含まれる処方情報または調剤情報をもって薬の使用を定義し，その限界について考察することになる．なお，電子カルテ情報を含むデータベースを用いて注射剤の曝露を調べる場合には，医師・看護師による投与（administration）の実施歴が入力されていることから，実際に薬を使用した可能性は高い.

b. 薬の継続使用期間の検討

新しく薬が処方（または調剤）されたら，その薬がいつまで継続的に使用されたかを処方情報から判断する必要がある．例えば，日本のレセプトでは，1 回の

表 2.6 研究に用いられた組み入れ・除外基準

組み入れ・除外基準	設定された背景とその影響
【組み入れ基準】	
①2011 年 11 月 4 日〜2014 年 6 月 30 日の組み入れ期間中にリバロキサバンまたはダビガトランの初回の処方記録をもつ	対象集団が今回評価を行う 2 薬剤を投与された患者に絞られ, かつ, その初回処方時点が追跡開始時点として規定される.
②初回処方日 (2 剤いずれかの最も早い処方日) の時点で 65 歳以上	対象集団が 65 歳以上の高齢者に限定される.
③初回処方以前に心房細動もしくは心房粗動の診断記録がある	除外基準③④と合わせて, 対象集団が「非弁膜症性心房細動もしくは心房粗動における脳梗塞予防目的で DOAC を投与された患者」に限定される.
④Medicare Part A (入院), Part B (外来・医師技術料など), Part D (薬剤) すべてのプランに入っている	対象集団が, ベースラインおよび観察期間中に受けた診療の記録が確認できる患者に限定される.
【除外基準】	
①初回処方日前に, ナーシングホームの入居歴がある	ナーシングホーム入居中など一部の医療資源利用が記録されない患者が除外される.
②初回処方日前に, 腎移植を受けた, もしくは維持透析実施の記録がある	腎移植および透析患者における DOAC の積極的な適応・エビデンスはないことから, 今回の研究では一般的な DOAC 使用者 (均質性の高い集団) を研究対象としたかったと思われる.
③初回処方日前 6 カ月以内に次の疾患の診断・手術の記録がある：僧帽弁疾患, 弁膜症手術	僧帽弁疾患や弁膜症手術の記録がある場合は「非弁膜症性心房細動」ではない可能性があるため除外したと考えられる.
④初回処方日前 6 カ月以内に次の疾患の診断・手術の記録がある：深部静脈血栓症, 肺塞栓, 人工関節置換	非弁膜症性心房細動以外の DOAC の適応症をもつ患者が除外される.

処方・調剤につき「処方または調剤日」,「投与量 (1 日当たり)」および「日数 (回数)」などが入力されている. 基本的には「処方・調剤日」と「日数 (回数)」の情報を用いることになるが, 頓服薬や外用薬の場合には適切な日数を計算するために操作を要する[9]. なお, 処方 (調剤) データの構造や特徴は国やデータベースによって様々であり, データベースごとに最善の方法をとる必要がある.

日本では一般的に 1 回当たり 1〜90 日分の処方がされることが多い[10]. なお, 新医薬品については, 一部の例外を除き, 薬価基準収載の翌月の初日から 1 年間は

原則として1回14日分までの処方制限があり，また，麻薬や向精神薬など医薬品によっては最大処方日数に制限がかけられている場合があるため[11]，計画時点で確認しておくことを勧める．

薬が継続される場合には，患者は薬がなくなる日あるいはその前後に再診するはずであるが，しばらく経って受診することもある．その理由は単に受診の都合がつかなかったのかもしれないし，飲み忘れた薬がまだ手元に残っていてそれを飲んでいたからかもしれない．また，手持ちの薬がなくなって服用していなかったとしても，薬の影響は体内に残っている可能性もある．よって，各処方の間にどの程度の期間があいたら一連の薬の使用が途切れたと考えるか仮定が必要になる．この前回の処方薬がなくなってから次の処方までの期間をギャップ（gap）と呼び，最後の処方が終了したと想定される日から薬の影響がなくなるまでの期間を猶予期間（grace period）と呼ぶことが多い（図2.9）．多くの研究ではギャップと猶予期間は同じ長さにしており，国，データベース，検討する薬によって7日から180日（以上）と様々である[12~17]．

ギャップおよび猶予期間の設定に明確なルールはないものの，手持ちのデータを用いた処方実態調査を実施するなど，処方日数の分布や，半減期などの薬の特徴に詳しい専門家や医療現場の事情に詳しい専門家の意見などを参考にしながら，適切なギャップを決める．さらに，ギャップの長さを変更してどのように結果が変化するか検討する感度分析を行うことが望ましい．

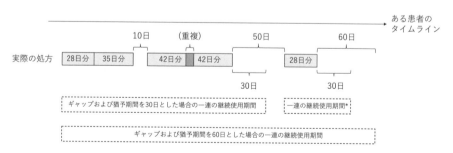

図2.9 実際の処方からギャップと猶予期間を考慮して継続使用期間を定義するイメージ
*同じ患者に2回目（以降）の「一連の継続使用期間」が生じた場合，再び新規使用者として組み入れている研究もみられるが，多くの研究では1回目の「一連の継続使用期間」が終了した時点で打ち切りとしている．

c. 薬によるリスク期間の検討

単純な新規使用者デザインとしては, 薬の使用期間を曝露期間とみなし, 一連の継続使用期間が終了した日 (最終処方が終了したと想定される日＋猶予期間) に, 曝露期間が終了したと考え, 観察を打ち切る. この方法は, 睡眠薬による転倒や QT 延長作用をもつ薬による不整脈などのように, 薬を使用している期間のみ有害事象のリスクが上昇すると想定できる場合には適切である. しかし, 発がんや結核の再燃など, 有害事象のタイプによっては, 誘導期間 (induction period, 曝露から有害事象発生までの期間) および潜伏期間 (latent period, 有害事象が発生してから診断されるまでの期間) のために, 薬の使用を中止した後もリスク期間が続くと考えられる[18]. このような場合, 一連の継続使用期間が終了しても打ち切りとはせずに, その後もリスク期間として観察を続ける必要がある.

有害事象の発生率 (ハザード) が曝露開始からの時間や薬の総投与量に応じて変化すると考えられる場合[19], リスク期間を 2 区分 (処方の有り無し) ではなく複数に細かく分類する場合もある (次ページ「ピオグリタゾンと膀胱がん」参照).

d. 追跡終了時点の決定

一般的に, 曝露群の追跡終了時点は, 下記のいずれかのイベントが最初に起こった時点とすることが多い.

① アウトカムの初回発生時点[*5]
② 観察可能期間の終了時点[*6]
③ 研究対象期間 (データが得られる期間) の最終日
④ 薬によるリスク期間が終了したと想定される日
⑤ 実薬対照と比較する場合, 対照薬を開始した時点

[*5] ただし, 同じ患者がくり返しイベントを発生する場合には (例：心不全の急性増悪による入院), 追跡を継続することもある. この際, 統計解析においてイベント間の相関を考慮する必要がある.

[*6] ここではデータベースからの離脱の理由が, 研究上のアウトカムと独立している (情報のない打ち切り, noninformative censoring) という仮定で設定されている. もし研究上のアウトカムと独立していないと考えられる場合には, 情報のある打ち切り (informative censoring) とし, 競合リスク (competing risk) 解析や, 研究に応じた適切な対応が必要である. 詳細は成書を参照されたい[20].

e. 対照群（対照期間）の定義

曝露薬を実薬対照（active comparator）と比較する研究においては，曝露薬の新規使用者と同様に，対照薬の新規使用者追跡は初回の処方時から開始することが基本である．追跡終了時点については，曝露薬と同様の追跡終了条件①〜④，および，（⑤の代わりに）曝露薬が開始された時点，のいずれか最初に起こった時点となる．

一方，適切な実薬対照が見つからず，未使用者と比較することになった場合，未使用者の追跡終了時点については，上述の追跡終了条件①〜③，および，（⑤の代わりに）曝露薬の新規処方が始まった時点，のいずれか最初に起こった時点となる．

ピオグリタゾンと膀胱がん

曝露期間を明確に定義し，さらにリスク期間を複数に細かく分類した例を紹介しよう[21]．ピオグリタゾン（アクトス® 錠）は日本で 1999 年に承認されているインスリン抵抗性の 2 型糖尿病治療薬であるが，ピオグリタゾンでの治療と悪性腫瘍の潜在的な関連を示唆するいくつかの報告が集積したことを受けて，2003 年に米国食品医薬品局（FDA）がアクトス錠の販売業者に対して，ピオグリタゾンの服用と膀胱がんの発現リスク増加との関連を評価するよう要求した．製造販売業者はペンシルバニア大学に委託し，Kaiser Permanente Northern California (KPNC) データを用いた，糖尿病患者を対象とする 10 年間のコホート研究が開始された．

KPNC データのうち，対象集団は 40 歳以上の 2 型糖尿病患者とし，コホートエントリー（追跡開始時点）は，1997 年 1 月時点で 40 歳以上の 2 型糖尿病だった人はその時点，1997 年 1 月〜2002 年 12 月に 40 歳以上で新たに糖尿病と診断された患者は診断時点，1997〜2002 年の間に KPNC に新規加入した 40 歳以上の糖尿病患者については加入時点とした．

コホートエントリー後に，ピオグリタゾンが半年以内に 2 回以上処方された時点で，その後の期間を曝露期間とした．2 回目の処方の時点から曝露群に組み入れた理由（1 回の処方しか受けなかった患者を曝露群に組み入れなかった理由）については論文内には記載がないものの，継続使用した可能性が高い患者（すなわちピオグリタゾンに長期間曝露された可能性が高い患者）に絞って検討したかっ

たからと考えられる．一方，一度曝露群に組み入れられたら，その後のピオグリタゾン処方の有無にかかわらず，継続して曝露群とみなされている．この理由はおそらく，仮にピオグリタゾンを中止したとしても，発がんのリスク期間は続くと考えられたからであろう．

比較対照については，対象集団における曝露期間以外の期間としている．つまり，非曝露群は実質的に，①ピオグリタゾン未使用者，②ピオグリタゾンを半年以内に1回しか処方されなかった患者，および③曝露群の患者がコホートエントリーから曝露群に含められるまでの非曝露期間，からなる．③は，不死時間バイアス（immortal time bias）を防ぐためと考えられる（4.2.2項参照）．

さらに，曝露群と非曝露群の比較による評価（主解析）とは別に，曝露群のリスク期間を以下の3つの観点から細分化し，非曝露群との比較（追加解析①〜③）を行っている（図2.10）．

① 初回処方からの期間（< 4.5，4.5-8.0，> 8.0 年）
② 総使用期間（< 1.5，1.5-4.0，> 4.0 年）
③ 累積投与量（1-14,000，14,001-40,000，> 40,000 mg）．

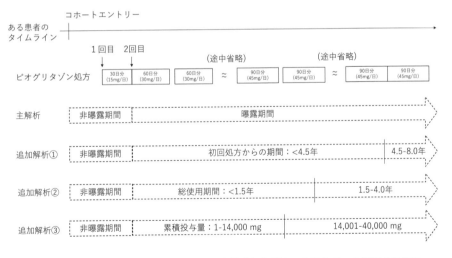

図 2.10 ピオグリタゾンの膀胱がんリスクを検討した研究におけるリスク期間の分類のイメージ

193,099 人の糖尿病患者（34,181 人がピオグリタゾンを処方）のうち 1,261 人に膀胱がんが発生し，曝露期間（対非曝露期間）の膀胱がん発生に対する調整後ハザード比は 1.06（95%信頼区間 0.89-1.26）と，明らかなリスク増加は認められなかった．初回処方からの期間，総使用期間，累積投与量により細分化した場合も，リスク増加の傾向は認められなかった．

なお，本研究は 5 年目の中間解析時[22]にピオグリタゾンの使用期間が 2 年以上のグループでリスク上昇（調整後ハザード比 1.4，95%信頼区間 1.03-2.0）がみられた際，米国では現在治療中の膀胱がん患者への同薬の使用の禁止，フランス・ドイツでは同薬の新規投与を制限していた．日本では添付文書上で膀胱がんリスクに注意喚起をしていたが，10 年目の最終解析の結果を受け，措置の方向性は変えないものの，最新の情報を踏まえた添付文書改訂が行われた．

● *Column 10*

日本におけるピオグリタゾンの安全対策

ピオグリタゾン塩酸塩はインスリン抵抗性の 2 型糖尿病治療薬として，日本では 1999 年 9 月に承認された．ピオグリタゾンの承認時に，ラットを用いたがん原性試験で雄ラットに膀胱腫瘍の増加が認められ，添付文書のその他の注意には，

(1)ラット及びマウスに 24 ヵ月間強制経口投与した試験では，ラット雄の 3.6 mg/kg/日以上の群に膀胱腫瘍がみられた．

と記載されていた（現在の添付文書では「15. その他の注意」の 15.2.1 に記載）[1]．また，欧州で実施された，大血管障害の既往のある 2 型糖尿病患者を対象にピオグリタゾンの心血管イベント再発予防効果を調べた PROactive 試験[2]で，プラセボ群に比べピオグリタゾン群で膀胱がんの発生が多くみられたことなどから，米国では 2003 年に FDA がピオグリタゾンの製造販売業者に対して膀胱がんリスク評価を命じた．

KPNC 研究については本文の事例紹介で述べられているように，5 年目の中間報告でピオグリタゾンの使用期間が 2 年以上のグループでリスク上昇（調整後ハザード比 1.4，95%信頼区間 1.03-2.0）がみられた．さらにフランスの規制当局である l'Agence française de sécurité sanitaire des produites de santét が実施した，およそ 6,500 万人からなる医療情報とリンクしたフランス国民健康保険データベースを用いた研究でも，

2 年以上の使用者で膀胱がんリスクが上昇し（調整後ハザード比 1.4，95%信頼区間 1.04–1.8），KPNC データの中間解析と類似した結果が得られた[3].

　医薬品医療機器総合機構（PMDA）では，ピオグリタゾンと膀胱がんのリスクについて 2006 年から継続して評価を行っていたが，KPNC 研究の中間報告，フランス規制当局の研究などを受けて専門委員を含めた検討を実施した．その結果，ピオグリタゾンにより膀胱がん発生リスクは増加する可能性があり，ピオグリタゾンの使用期間が長くなるに従ってリスクが増加する傾向にあるとの PMDA の判断は専門委員により支持された．糖尿病自体が膀胱がんのリスク要因であり，また日本は欧米より膀胱がんの発生率が低いので日本人データの検討を待つ必要はあるが，現時点で安全対策を行う必要があると判断された[4].

　2011 年 6 月 23 日には医薬品等安全対策部会安全対策調査会が開催され，わずかではあるがピオグリタゾン使用により膀胱がんリスクが上昇する可能性があることから添付文書の使用上の注意を改訂する，疫学研究の限界も踏まえて慎重にリスク評価すべき，製造販売業者は膀胱がんリスクに対する説明用資材を提供する，引き続き情報収集を行い必要に応じて追加の対策を検討することが決定された[5].

　これを受けて，2011 年 6 月 24 日にピオグリタゾンの添付文書が改訂され，重要な基本的注意に以下が追加された．

---

　2. 重要な基本的注意

(4) 海外で実施した糖尿病患者を対象とした疫学研究において，本剤投与により膀胱癌の発生リスクが増加するおそれがあり，また，投与期間が長くなるとリスクが増える傾向が認められるので，以下の点に注意すること（「その他の注意」の項参照）．

1) 膀胱癌治療中の患者には投与を避けること．また，特に，膀胱癌の既往を有する患者は本剤の有効性及び危険性を十分に勘案したうえで，投与の可否を慎重に判断すること．

2) 投与開始に先立ち，患者又はその家族に膀胱癌の発症のリスクを十分に説明してから投与すること．また，投与中に血尿，頻尿，排尿痛等の症状を認めた場合は直ちに受診するよう患者に指導すること．

3) 本剤投与中は，定期的に尿検査等を実施し，異常が認められた場合は，適切な処置を行うこと．また，投与終了後も継続して，十分な観察を行うこと．

　本文に示したように，KPNC 研究の最終結果では膀胱がん発生リスクの増加はみられなかったことから，現在の添付文書では膀胱がんに関する注意はそのままで，冒頭の文章のみ，

> 8. 重要な基本的注意
> 8.5 本剤を投与された患者で膀胱癌の発生リスクが増加する可能性が
> 　完全には否定できないので，以下の点に注意すること．

と改訂されている[1]．

文　　献

1) 武田薬品工業．アクトス錠 15/アクトス錠 30 添付文書，2020 年 1 月改訂．https://www.info.pmda.go.jp/go/pack/3969007F1024_2_02/［最終閲覧日 2020.12.1］
2) Dormandy JA, Charbonnel B, Eckland DJA, et al. Secondary prevention of macrovascular events in patients with type 2 diabetes in the PROactive Study: A randomized controlled trial. *Lancet* 2005; **366**: 1279-89.
3) フランス保健製品衛生安全庁．フランスにおける疫学研究（CNAMTS 試験）の結果について（日本語訳）．http://www.mhlw.go.jp/stf/shingi/2r9852000001hbq8-att/2r9852000001hd4v.pdf［最終閲覧日 2020.12.1］
4) 厚生労働省．平成 23 年度薬事・食品衛生審議会医薬品等安全対策部会安全対策調査会（第 2 回），資料 2-7．ピオグリタゾン塩酸塩含有製剤の安全性について，別紙 3．調査結果報告書，平成 23 年 7 月 28 日．https://www.mhlw.go.jp/stf/shingi/2r9852000001le8l-att/2r9852000001lenp.pdf［最終閲覧日 2020.12.1］
5) 厚生労働省医薬食品局安全対策課．2011 年 6 月 23 日　平成 23 年度第 2 回薬事・食品衛生審議会医薬品等安全対策部会安全対策調査会議事録．http://www.mhlw.go.jp/stf/shingi/2r9852000001w8g0.html［最終閲覧日 2020.12.1］

◎◎ 2.5.3　共変量の定義

　共変量（covariate）は，「研究上のアウトカムを予想しうる変数．研究で直接関心があるもの，または交絡要因や効果修飾因子の可能性があるもの」である[23]．つまり共変量は，定義上は曝露因子（＝研究で直接関心があるもの）や効果修飾因子（effect modifier）も含む．しかし，多くの医学論文では交絡要因とほぼ同義で用いられている．本項では共変量を定義する際に考慮すべき点を以下に挙げる．

a. 共変量とすべき項目の検討

共変量リストに含めるべき項目は原則, 患者の基本情報（年齢, 性別など）を含む研究上の交絡要因である. 交絡要因の必要条件は, i) アウトカムに影響を与える, ii) 曝露因子と関連がある, iii) 曝露因子とアウトカムの中間因子でない, である. i) や ii) については統計学的に判断している研究も数多く見受けられるが, 推奨される方法ではない[24]. 基本的には先行研究や生物学的・臨床学的知識をもとに i)〜iii) の判断を行い交絡要因を選択することが推奨される. この際, 研究に使用するデータベースにデータ項目として含まれていない（例：レセプトデータにおける body mass index［BMI］）, または定義することが難しい交絡要因（例：レセプトデータにおける転倒の既往歴）も存在するかもしれない.

原則として, データベース選択の段階で, 重要な交絡要因の情報が十分に得られるデータベースを用いて研究を行うべきである. また, 研究報告の際には, 研究の限界として未測定の交絡要因を列挙し, 結果に与える影響について考察する. なお, 重要な未測定の交絡要因があると想定される場合には, その影響についての感度解析を追加で行うことにより, 結果の安定性を確認するのも一案である（4.4.2項参照）.

b. 共変量の測定期間

いつの時点に測定された共変量情報を用いるかも重要である. 多くのコホート研究では, 曝露群と比較対照群の追跡開始日（その日自体を含むことが多い）から遡って6カ月や1年の間に記録された共変量の情報を用いている. この期間が短すぎると, 数カ月に一度の受診しかないような慢性疾患に対する疾患コードが, この期間中に入力されていなかったり, 過去の治療内容の情報が把握できなかったりすることにより, 各共変量の誤分類の可能性が高くなる. 一方, この期間が長すぎると, 患者がデータベースに登録した日から追跡開始日までに, それだけの観察可能期間を有していない患者は原則として対象集団から除外される場合が多いため, 解析対象者数が減ってしまう.

また, 一律の測定期間とせず, 観察可能期間の開始日からデータベースに登録した日まで個別に遡って共変量を定義することもある. この方法は英国のプライマリ・ケアデータベース研究でよく用いられているが, これは英国のプライマリ・

ケア医（general practitioner）が患者の登録直後に過去の既往歴を入力するという慣習の上に成り立っている[25]．日本でこの方法を使用する場合，もし曝露群と非曝露群の間で測定期間の分布が異なっていたら，むしろバイアスが生じる可能性があるため注意が必要である．

臨床的かつ実現可能な範囲でのベストな期間を選ぶことを前提としつつも，懸念が残る場合には，異なる方法を用いて感度分析を行うことが望ましい．

なお，時間に依存して状態が変化する共変量のうち，次の時点の治療選択に影響し，さらにアウトカムにも影響するものを時間依存性交絡要因（time-dependent confounding factor）という．時間依存性交絡要因を調整する場合は，追跡開始日以降の情報も用いて共変量を定義し，解析に用いる．ただし，時間依存性交絡要因の調整には特別な解析方法が必要なので注意してほしい（4.3.6 項参照）．

c. アルゴリズムの作成とコードリスト

上記 a, b を踏まえて，各共変量の定義に使用するコード（あるいは名称）やアルゴリズムを決める．併用薬の有無などの共変量においては，シンプルに医薬品情報だけで指定することが一般的である．一方，合併症や既往歴の有無などの共変量については，疾患コードに医薬品，処置，臨床検査値，入院記録などを組み合わせて定義することもある．アルゴリズムの作成やコードの選択については複数の専門家で決定し，また，先行研究やバリデーション研究を参考にすることが望ましい．

SGLT2 阻害薬と種々の有害事象

ここでは，共変量を明確に定義し論文の中に記載している例を紹介する[26]．スウェーデンとデンマークの国全体のデータベースを用いて，新規の糖尿病治療薬である SGLT2 阻害薬の有害事象（下肢切断，骨折，糖尿病性ケトアシドーシス，急性腎傷害，重症尿路感染症，深部静脈血栓症，急性膵炎）のリスクを，GLP-1 受容体作動薬を比較対照として検討した研究である．

35 歳以上の SGLT2 阻害薬と GLP-1 受容体アゴニストの使用者を研究に組み入れた後，過去にこれらの薬剤を処方されたことがある患者，過去 1 年に病院を受診したり処方を受けたりしていない患者，透析・腎移植，重度栄養失調や悪液質

などの末期疾患，薬物乱用，重度膵臓疾患をもつ患者，過去1カ月以内に入院歴がある患者を除外した.

　2群の比較可能性を高めるため，66個の共変量を用いて SGLT2 阻害薬を開始する傾向スコア（4.3.4 項 a 参照）を推定し，1：1マッチングを行った. 共変量は社会・人口統計学的な特徴（年齢，性別，出生地，学歴，配偶者の有無），併存疾患，処方薬，受診情報からなり，66個の共変量すべての定義のコードリストおよび定義に用いた期間が論文の Appendix に示されている. 例えば，併存疾患については追跡開始時点の過去 10 年間[7]に入力された International Classification of Diseases 10th revision (ICD-10) コード（例：心房細動は I48）から，入院・外来受診情報については過去1年間の ICD-10 コード（例：心疾患による入院は I00-99，2型糖尿病による外来受診は E11）から，糖尿病治療薬については過去6カ月の Anatomical Therapeutic Chemical (ATC) コード（例：スルホニル尿素は A10BB, A10BD01, A10BD02, A10BD04, A10BD06）から，他の処方薬については過去1年間の ATC コード（例：ループ利尿薬は C03C, C03EB）から定義した.

　傾向スコアマッチングにより 17,213 ペアが解析の対象となり，SGLT2 阻害薬群（対 GLP-1 アゴニスト群）の調整後ハザード比（95%信頼区間）は下肢切断 2.32（1.37–3.91），骨折 1.11（0.93–1.33），糖尿病性ケトアシドーシス 2.14（1.01–4.52），急性腎傷害 0.69（0.45–1.05），重症尿路感染症 0.89（0.67–1.19），深部静脈血栓症 0.99（0.71–1.38），急性膵炎 1.16（0.64–2.12）と，下肢切断と糖尿病性ケトアシドーシスのリスクが上昇する可能性が示唆された.

◎◎ 2.5.4　アウトカム定義

　薬剤疫学研究では，研究上のアウトカム（イベントと呼ばれることもある）として，興味のある薬の有害事象，疾患，死亡などの発生を設定することが多い[8]. データベースを用いた薬剤疫学研究では，アウトカム定義は，1つの要素（傷病情

---

[7]　スカンジナビア諸国では，古くから国民全体の人口動態統計，病院受診データ，処方データなどを社会保障番号（個人 ID）でリンケージさせ，リアルワールドデータ研究を行ってきた. このため，併存疾患の定義に用いた期間が追跡開始時点の過去 10 年間と，米国などの研究に比べて大幅に長い期間に設定することができたと考えられる.

[8]　ここに示したもの以外にも研究上のアウトカムになりうる. 例えば，ある薬の処方の経時的変化を検討する薬剤疫学研究においては，薬の処方自体が興味のあるアウトカムである.

報のみ，薬剤情報のみ，処置情報のみ，検査結果のみなど）で構成されることもあれば，2つ以上の要素を時系列条件で組み合わせることによって定義されることもある．

アウトカム定義を検討する際には，どの要素を組み合わせるべきか，各要素をデータベース内のどのデータ項目から何のコードで指定し，どういった時系列条件でつなげるかなどを考える必要がある．そのため，その疾患の臨床専門家，および，用いるデータベースに精通した研究者による検討が必要不可欠である．本項では，その検討において，考慮すべき代表的な点について挙げる．なお，これらの点は，アウトカム定義に限らず，データベースから疾患を特定するための各種定義（対象集団，共変量）にも共通するものである．

a. アウトカムの臨床像の明確化

傷病名のコードリストや入力条件を決定する前にまず，興味のあるアウトカムの臨床像が，データベース上で特定可能かを詳細に検討し，最終的にアウトカムの範囲を明確化する．

例えば，レセプトを用いた研究でアウトカムを心不全とする場合，保険診療が発生していなければデータが発生しないため，病院受診を要するような症状は呈していない早期の心不全をアウトカムとして捉えることは基本的にできない．もし，軽症や早期の心不全に興味のある研究であれば，それらが捉えられるデータベースを探すか，そのようなデータベースが存在しなければ，一次データ収集を検討すべきである．

また，レセプトで捉えうる（保険診療が発生した）心不全といっても重症度は様々であり，外来治療のみで済んだ軽症の心不全をアウトカムに含めるのか，入院治療を要した重症の心不全にアウトカムを絞るのかによって，レセプトで見るべきデータ項目・指定するコードや組み合わせる条件は変わってくる．

b. 複数要素の組み合わせ

複数の要素からアウトカムを定義する場合には，傷病情報とそれ以外の情報（薬剤情報，処置情報，検査結果など）の組み合わせを作ることが多い．例えば，乳がんを定義する際に，乳がんの傷病名に加えて，乳がんに関連する手術，抗がん剤

治療，ホルモン療法，放射線治療などの情報を組み合わせることを検討する．複数の情報を組み合わせる場合には，それらを「かつ（and）」と「または（or）」のどちらでつなげるのか考えることも重要であり，例えば乳がんの定義では「乳がんの傷病名 and（関連する手術 or 抗がん剤治療 or ホルモン療法 or 放射線治療）」などのパターンが考慮される[27]．

c. 基準日の検討

アウトカム定義を作成する上で，アウトカム発現の基準日（index date）の設定も重要である．アウトカム発現日以外にも，複数の要素を組み合わせてアウトカムを定義する際の時系列条件の開始日なども基準日と呼ぶ．

基準日の定め方として多いのは，初めて該当の傷病名コードが入力された日を基準日とする方法である．複数要素を時系列条件で組み合わせる場合，この基準日の前後（または後のみ）の一定期間内に傷病名以外の情報（薬剤情報，処置情報，検査結果など）が入力されたかを判断する．また，入院を要する事象をアウトカムとする場合は，入院日が基準日となり，同入院中にそれ以外の情報が入力されているかを判断することが多い．

d. コードリストの作成

アウトカム定義に用いる情報（傷病情報や他の情報との組み合わせ）について，これをデータベースで定義するためのコードリストを作成する必要がある．疾患であれば日本の傷病名コードや ICD-10 コード，医薬品であれば薬価基準収載医薬品コードや ATC コード，診療行為（検査，手術，処置）であれば診療行為コードや DPC の処置コードなどを用いる．

同じ疾患を意図していても，異なる研究者が選ぶコードのリストは異なる可能性がある．よって，検討する疾患の専門家も含めた 2 人以上の研究者が議論してリストを作ることが好ましい．コードリストに含めるかどうか悩ましいコード（例：消化管出血の定義をする際の黒色便や下血のコード）がある場合には，例えば（悩ましいコードは含まない）「狭義のコードリスト」と（悩ましいコードも含む）「広義のコードリスト」などのように，複数パターンを用意して解析を行うことも考慮する．

e. 傷病名の入力条件の決定

傷病情報を中心にアウトカムを定義する場合，コードリストに選ばれた傷病名の有無だけでなく，その傷病名が入力された位置（position）の指定や，ある期間内の入力頻度の選択が必要になる.

まず，傷病名が外来（outpatient）で入力されたものか，入院（inpatient）で入力されたものかを区別することが重要である. 一般に入院と外来の診断や病名入力の精度は大きく異なり，特に日本では外来診療における病名入力は診療報酬請求のために行われるために精度が低いことが多い. 本当に外来での傷病名を研究に使用することが適切かどうか，慎重な検討を要する.

コードの入力位置について，例えば日本の DPC 入院請求情報を研究に用いる場合には，ICD-10 コードが複数種類ある傷病名項目（主傷病名，入院の契機となった傷病名，医療資源を最も投入した傷病名，入院時併存症名，入院後発症疾患名）のうちどの位置に入力されているかまで設定する必要がある. コードの入力位置の条件が異なると，アウトカム定義の妥当性も異なる[28].

ある期間内の入力頻度について，特に外来では一度だけの入力病名は検査目的で入力されている可能性があり，あるいは医師が疑い病名を意図して入力した際に「疑い」を付け忘れた可能性も否定できない. 外来での診断記録のみを用いる場合には，一定期間を置いた複数回の診断記録があることなどのより厳しい定義を用いることが推奨される.

f. バリデーション研究実施の検討

データを二次利用しているデータベースを用いた研究においては，バリデーション研究により各アルゴリズムの性能（感度，陽性的中度など）を評価することが強く推奨される. バリデーションとは，「より真に近いと考えられる情報（ゴールドスタンダード）と比べて妥当性を確認すること」であり，そのための研究をバリデーション研究という[29]. 日本で実施されているバリデーション研究の多くは，カルテ情報をゴールドスタンダードとし，病院内でのレセプトデータとカルテとを突合することで，陽性的中度，陰性的中度，感度，特異度などを算出するものである. なお，陽性/陰性的中度は集団の有病割合に応じて変化するため，感度・特異度を算出可能なバリデーション研究を極力行うべきである.

医薬品の有害事象のように, 集団における疾患の発生頻度が低い場合, アウトカム定義の性能 (陽性的中度など) がわずかに低下するだけでも, 推定結果に大きな影響を与えることが知られている[30]. 研究に使用するアルゴリズムの性能が検証されている場合, その結果に基づいた感度分析 (バイアス解析, bias analysis) を行い, 結果の安定性を評価すべきである[31, 32].

バリデーション研究を実施する場合は, 薬剤疫学会の「日本における傷病名を中心とするレセプト情報から得られる指標のバリデーションに関するタスクフォース」の報告書[29]や, PMDA による「製造販売後データベース調査で用いるアウトカム定義のバリデーション実施に関する基本的考え方」[33]を参照するとよい. また, バリデーション研究がすぐに実行できない場合や既存のバリデーション研究がない場合であっても, 疾患や医療現場の事情に詳しい専門家と相談し, 適切であることが期待できるアウトカム定義を用いて実際の研究を行うべきである. さらに, 感度解析として, アウトカム定義を変更した解析や, 感度・特異度を仮想的に変化させたバイアス解析などを行うことで, 研究結果がどの程度変化するか検討することも推奨される.

なお, 既存のバリデーション研究によって妥当性が確認されたアウトカム定義を用いる場合もある. その場合, 自分の研究に用いるデータベースの種類や, 対象集団, アウトカムとしている事象の範囲などを, バリデーション研究の内容に照らし, バリデーション研究結果を自身の研究に外挿できるかどうかなどを確認した上で用いる. 特に, 海外のバリデーション研究の結果については, 海外と日本では保険制度や標準治療など異なる点も多く, 日本の研究への外挿可能性には注意が必要である.

心筋梗塞のアウトカム定義のバリデーション

米国 FDA の Sentinel Initiative における, 心筋梗塞のアウトカム定義のバリデーション研究から, そのアウトカム定義を用いた研究までの一連の流れを見てみよう. 2008 年に米国 FDA の Sentinel Initiative として, Mini-Sentinel Pilot Program を開始し, Mini-Sentinel Distributed Database が新たに構築された. そして, Mini-Sentinel として初めてのアウトカム定義のバリデーション研究として, 心筋梗塞バリデーションワークグループが立ち上げられた.

Mini-Sentinel Distributed Database は，心筋梗塞のバリデーション研究の時点で，17 のデータパートナーから集められたデータベースであった．このうち 4 つのデータパートナー（HMO Research Network, Humana, HealthCore, Kaiser Permanente Center for Effectiveness and Safety Research）がバリデーション研究に協力した．

心筋梗塞のアウトカム定義としては，ワークグループによる過去の（他のデータベースで行われた）バリデーション研究のレビューおよび専門家（心臓専門医，心血管の研究者，FDA レビュースタッフ）へのコンサルテーションの結果，「退院時主病名として ICD-9 コード 410.x0 または 410.x1」と決定した．なお，このバリデーション研究のプロトコルを記載した論文[34] の中には，比較的シンプルなアウトカム定義にした理由および決定のプロセスが詳細に記述されている．

同時に，心筋梗塞のゴールドスタンダード（真の心筋梗塞か否か）の定義のために，電子カルテから取り出す項目（心電図所見，心臓のバイオマーカー，虚血による症状，心エコーや心臓カテーテルなどの検査結果など）が決められ，抽出フォームが作成された[35]．この抽出フォームに基づき，トレーニングを受けた看護師の抽出担当者がデータを抽出し，その後 2 人の心臓専門医が真の心筋梗塞か否かを決定した．2 人の意見が食い違った場合には，2 人の間の話し合いにより最終的なゴールドスタンダードを決定した．

4 つのデータパートナーの中の，アウトカム定義「退院時主病名 410.x0 または 410.x1」を満たす患者のうち，153 人をランダムにサンプリングした．そのうち，漏れなく記入された抽出フォームを得ることができたのは 143 人であった．143 人中，ゴールドスタンダードの心筋梗塞の定義を満たしたのは 123 人であり，陽性的中度は 86.0%（95%信頼区間 79.2–91.2%）と計算された．4 つのデータパートナーごとの陽性的中度は 76.3〜94.3%と多少のばらつきが認められた．バリデーション研究の結論としては，データパートナーによるばらつきが懸念されるものの，今回の心筋梗塞のアウトカム定義は今後の安全性調査に用いることが許容されるだろう，とされた[35]．

そして，このアウトカム定義を用いて実際に行われた研究の一つが，DPP-4 阻害薬のサキサグリプチンの市販後調査である[36]．同じ Mini-Sentinel データベースを用いて，サキサグリプチンと他の糖尿病治療薬（シタグリプチン，ピオグリタゾン，第二世代のスルホニル尿素，持続性インスリン）の間の心筋梗塞の発生リ

スクの比を求めることを目的に研究が行われた.

　研究結果としては，調整後ハザード比（95%信頼区間）はシタグリプチンに対して 1.08（0.90–1.28），ピオグリタゾンに対して 1.11（0.87–1.42），スルホニル尿素に対して 0.79（0.64–0.98），持続性インスリンに対して 0.57（0.46–0.70）であり，サキサグリプチンの心筋梗塞リスク上昇は認められなかった.

● *Column 11*

モバイル端末 PRO

　患者の症状，全般的な精神状態，または疾患や状態が患者の機能に与える影響の評価など，臨床研究において用いられる臨床的な評価は臨床アウトカム評価（clinical outcome assessments, COA）と呼ばれる[1].　COA は以下の 4 つに分類される.　臨床研究で用いるアウトカムによっては，1 つ以上の下記分類に属するものもある.

　　・患者報告アウトカム（patient-reported outcomes, PROs）
　　・医療者が評価したアウトカム（clinician-reported outcomes, ClinROs）
　　・介護者が評価したアウトカム（observer-reported outcomes, ObsROs）
　　・パフォーマンスアウトカム（performance outcomes, PerfOs）

PRO は，「患者の回答について，臨床医や他の誰の解釈も介さず，患者から直接得られる患者の健康状態に関するすべての報告である」と定義されている（ISPOR 日本部会ワーキンググループの訳による）[2].　よく使用される PRO としては，がん領域で症状評価に用いられる「MD Anderson Symptom Inventory（MDASI）」や，QOL 評価に用いられる「EORTC QLQ-C30」などが挙げられる.　臨床アウトカム評価の中で，患者中心の臨床開発という観点から注目を浴びたのが，患者報告アウトカム（PRO）であった.　2009 年に FDA から Guidance for Industry Patient-Reported Outcome Measures: Use in Medical Product Development to Support Labeling Claims が発出され，PRO の利用促進に大きな転機となった[3].　2016 年には，EMA からも PRO に関するガイダンスである Appendix 2 to the guideline on the evaluation of anticancer medicinal products in man: The use of patient-reported outcome (PRO) measures in oncology studies が発出された[4].　日本においては，いまだ同様のガイダンスなどはない.

　治療法開発の臨床試験や日常臨床において，医療者によるアウトカム評価だけではなく PRO の重要性は特に認識されてきている.　がん領域で例を挙げれば，従来から有害事象評価には NCI-CTCAE が用いられてきた.　しかし，この医療者報告による有害事象は，患者自身による報告と比して過小評価する傾向にあることが問題

視されてきたことから[5]，その PRO 版である PRO-CTCAE は今後重要な役割を果たすことが期待されている[6]．

　PRO の収集方法として，従来は紙媒体を利用することが多かったが，近年では電子的に収集する，いわゆる，ePRO (electronic PRO) が利用されるようになった．ePRO とは，直接，電子的に収集する患者報告アウトカムの収集方法およびそのシステムを意味する．デバイスは，タブレットもしくはスマートフォンが一般的に使われている．そもそも PRO データの収集方法としては，調査票など紙を用いての収集と ePRO とがあり，互いに利点欠点がある．現在は紙媒体の調査用紙から ePRO への移行期であり，紙 PRO と ePRO の同等性を確認することが重要である[7]．今後は，最初から ePRO ベースの尺度の開発が進められると予想される．デバイスの提供には，中央配布型と BYOD (bring your own device) 型，データの保存・送信方法として，デバイス保存型，Web 型に分かれる．現在，様々なベンダーなどにおいて ePRO が開発されているが，一般的に商品化されている ePRO は，規制要件である ER/ES 指針や CFR Part11 などに準拠して開発されている一方で，健康アプリなど，日常で使用されているシステムは，臨床研究用に開発されていないのでバリデーションなどは行われておらず，臨床研究での使用は注意が必要である[8]．1つの大きな懸念として高齢者に対する ePRO の取り扱いがある．BYOD 型で研究を進めようとした際には，スマートフォンの保有率が問題となり，また文字の大きさなどによっては視認性の問題が生じうる．こうした高齢者に対する ePRO は発展途上といえるだろう．紙媒体と比して，ePRO は原データの信頼性，品質，トレーサビリティなどを容易に確保することができ，今後は日本でも ePRO が多く用いられることが予想される．

　薬剤疫学分野においても，PRO を含めて患者から直接得られるデータをいかに医薬品開発や製販後調査ひいては臨床現場での利用に結びつけていくかなどが議論され始めている[9]．患者市民参画（Patient and Public Involvement）の観点からも (e)PRO の普及実装は重要であり，ガイドラインの作成など，規制当局を含めて産官学が協力しての推進が望まれる．

文　　　献

1) Food and Drug Administration. Clinical Outcome Assessment (COA): Frequently asked questions. https://www.fda.gov/about-fda/clinical-outcome-assessments-coa-frequently-asked-questions［最終閲覧日 2020.12.1］
2) 米国連邦保健福祉省ほか．業界向け指針　患者報告アウトカム（Patient-Reported Outcome: PRO）の測定法：医薬品/医療機器における適応申請のための方法．2009. https://ispor-jp.org/pdf/kankou/kho.pdf［最終閲覧日 2020.12.1］

3) Food and Drug Administration. Guidance document: Patient-reported outcome measures: Use in medical product development to support labeling claims guidance for industry. 2009. https://www.fda.gov/regulatory-information/search-fda-guidance-documents/patient-reported-outcome-measures-use-medical-product-development-support-labeling-claims ［最終閲覧日 2020.12.1］

4) European Medicines Agency. Appendix 2 to the guideline on the evaluation of anticancer medicinal products in man — the use of patient-reported outcome (PRO) measures in oncology studies. 2016. https://www.ema.europa.eu/en/appendix-2-guideline-evaluation-anticancer-medicinal-products-man-use-patient-reported-outcome-pro ［最終閲覧日 2020.12.1］

5) Basch E. The missing voice of patients in drug-safety reporting. *N Engl J Med* 2010 Mar 11; **362**(10): 865-9. doi: 10.1056/NEJMp0911494

6) National Cancer Institute: The Division of Cancer Control and Population Sciences. Patient-Reported Outcomes version of the Common Terminology Criteria for Adverse Events (PRO-CTCAE™). https://healthcaredelivery.cancer.gov/pro-ctcae/ ［最終閲覧日 2020.12.1］

7) Coons SJ, Gwaltney CJ, Hays RD, et al; ISPOR ePRO Task Force. Recommendations on evidence needed to support measurement equivalence between electronic and paper-based patient-reported outcome (PRO) measures: ISPOR ePRO Good Research Practices Task Force report. *Value Health* 2009 Jun; **12**(4): 419-29. doi: 10.1111/j.1524-4733.2008.00470.x. Epub 2008 Nov 11

8) Zbrozek A, Hebert J, Gogates G, et al. Validation of electronic systems to collect patient-reported outcome (PRO) data-recommendations for clinical trial teams: Report of the ISPOR ePRO systems validation good research practices task force. *Value Health* 2013 Jun; **16**(4): 480-9. doi: 10.1016/j.jval.2013.04.002.

9) Morgan EM. Patient Engagement and Patient-Reported Outcomes. In *Pharmacoepidemiology*, 6th edition (Strom BL, Kimmel SE, Hennessy S eds.). Wiley-Blackwell, 2019.

⓪ 2.5.5 解析対象集団特定までのフローチャートの作成

データベースから対象集団の特定，そこからさらに曝露群および対照群を特定するまでの一連の流れをフローチャートとしてプロトコルに記載しておくことを推奨する．これにより，自分自身での研究計画の全体像を見通すことができ，計画書を共有する共同研究者との相互理解にも役立つ．また，報告書や論文執筆の段階においては，計画書で作成したフローチャートに，各フローで特定された人数を追記することで，結果として提示するとよい[37]．

DPP-4 阻害薬と心血管イベント

日本の NDB を使った実薬対照の新規処方患者を対象としたコホートデザインの研究における，NDB から解析対象集団に至るまでの一連の流れを図に表したものを見てみよう[14]（図 2.11）．この研究では，2010 年 4 月から 2014 年 10 月の間に

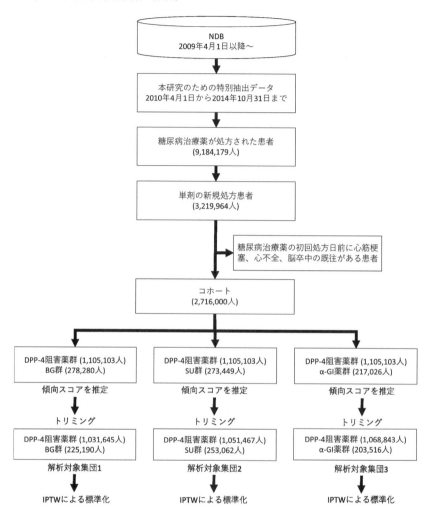

図 2.11 DPP-4 阻害薬の心血管イベント発生リスクを評価する研究における解析対象集団特定までのフローチャート

DPP-4 阻害薬：dipeptidyl peptidase 4 阻害薬，BG：ビグアナイド，SU：スルホニルウレア，α-GI：α-グルコシダーゼ阻害薬，IPTW: inverse probability of treatment weighting.

初めて糖尿病治療薬を投与された患者における単剤治療による心血管イベントのリスクを，dipeptidyl peptidase-4 (DPP-4) 阻害薬と他のクラスの糖尿病治療薬と比較したものである.

　この図では，NDB 全体を始点として，そこから，2010 年 4 月 1 日～2014 年 10 月 31 日に糖尿病治療薬を一度以上処方された患者 9,184,179 人を特定した．さらに，新規の糖尿病薬処方患者でかつ単剤治療の患者の定義（糖尿病治療薬の初回処方日前に 180 日間の糖尿病治療薬の処方がない期間を有している患者，かつ，糖尿病治療薬の初回処方日に 2 クラス以上の糖尿病治療薬が同時に出ていない患者）を満たす患者 3,219,964 人を特定した．そこから，アウトカムとしている心血管イベントの既往歴がない（初回処方日前 180 日間に心血管イベントの ICD-10 コードの付与がない）患者 2,716,000 人をコホートとして特定した．

　この研究では，ここからさらに 3 つの解析対象集団を作成した．具体的には，2,716,000 人のうち，初回処方の糖尿病治療薬が DPP-4 阻害薬だった患者 1,105,103 人とビグアナイド（BG）だった患者 278,280 人でサブコホートを形成した．そして，サブコホートで算出された傾向スコアのトリミングを経て，解析対象集団 1（analysis set 1）を作成し，inverse probability of treatment weighting (IPTW) による標準化を実施した（4.3.4 項 b 参照）．また，DPP-4 阻害薬とスルホニルウレア（SU）273,449 人，DPP-4 阻害薬と α-グルコシダーゼ阻害薬（α-GI）217,026 人でも同様に実施している．

　なお，DPP-4 阻害薬と BG と SU と α-GI 以外の糖尿病治療薬が初回処方であった患者が 841,864 人いたが，クラス単位で比較するには数が不十分であったためサブコホートを作るに至っていない．

◎◎ 2.5.6　他のデザインでの各種定義

a.　ネスティッド・ケース・コントロール研究での各種定義

　まず，ケースが発生するコホートを定義する．ある疾患の初回診断日や，ある薬の初回処方日などがコホートへのエントリー時点となることが多い．次に，コホートの中でアウトカムを発生した患者をケースとする．ケースの基準日は，カレンダー日付の場合もあれば，コホートエントリー時点からの日数として表す場合もある．続いて，ケースの基準日時点でのリスク集団から時点マッチングを行ってコントロールを選択する．このとき複数のマッチング因子を指定することが多い（2.4.2 項 c 参照）．

　曝露定義としては，基準日より前に曝露の有無を判定する期間（time-window,

曝露判定期間）を設定し，その期間中に注目している医薬品の処方があれば曝露あり，なければ曝露なしとする．また，曝露判定期間を分割して曝露区分を複数レベルに分ける場合もある．例えば，基準日前の直近の曝露が基準日前 60 日以内だった場合を現在の曝露（current use），61〜120 日だった場合を最近の曝露（recent use），121〜365 日だった場合を過去の曝露（past use），それ以外を非曝露（reference）とする研究などもある[38]*[9]．

　共変量の情報は，曝露定義よりも前の時点の情報を用いることが望ましい．曝露よりも後の共変量の情報を用いた場合，もしそれが曝露とアウトカムの因果経路上の中間因子であったとしたら，それを調整することにより推定にバイアスを生じる可能性がある（4.3.6 項 b 参照）．

ガバペンチンと発がん

　ネスティッド・ケース・コントロール研究の例として，米国の Kaiser Permanente Northern California (KPNC) データおよび英国のプライマリ・ケアデータベース General Practice Research Database (GPRD)（現在は Clinical Practice Research Datalink [CPRD] に改名）を用いてガバペンチンの曝露と発がんとの関連を調べた研究を紹介しよう[39]．ここでは，GPRD のほうを例に，各種定義をどのように設定していたのかを紹介する．

　コホートは GPRD に登録された患者全員で，コホートエントリー日は GPRD への登録日または（1993 年 1 月 1 日より前に GPRD に登録されていた患者の場合は）1993 年 1 月 1 日とした．ケース候補は，リスク期間中に対象とするがんの診断名があった患者とし，初回の診断名の付与があった時点をがんの発生日（基準日：カレンダー日付）と定義した．コントロール候補は，各ケース候補に対して，時点マッチングにより最大 10 名の非ケースを選択した．マッチング因子は，診療所，性別，コホートエントリー時点の年齢（±2 年）とコホートエントリー時点の西暦（±1 年）とした．選ばれたケース候補およびコントロール候補から，基準日

---

*[9]　コホートエントリー以後の曝露の有無を判定する場合，（コホートエントリーから）その時点までの曝露歴や共変量歴が（その時点の）曝露の有無に影響を与えていないという仮定が潜在的に置かれている．この過程が満たされない場合，曝露–交絡要因フィードバック（4.3.6 項 a 参照）によるバイアスが生じる可能性がある．

前の情報が確認できる期間が 2 年未満の患者を除外したものを最終的なケースとコントロールとした.

曝露の定義として, 基準日の 2 年前からコホートエントリー日まで遡った期間にガバペンチンの処方がある場合を曝露, ない場合を非曝露とした. なお, 基準日前 2 年間を曝露の有無を測定する期間に含めなかったのは, がんと診断される前のがんによる疼痛にガバペンチンが処方される可能性による初期症状バイアスを避けるためと, ガバペンチン使用から発がんまでの誘導期間および発がんから診断までの潜伏期間を考慮するためである.

共変量は, マッチング因子以外に, 各種がんのリスク要因, および, ガバペンチンの主な適応疾患を設定した. 全がん種共通の共変量は基準日前の直近の情報で測定された. ただし, 膵がんの解析における糖尿病と慢性膵炎については, これらが膵がんの初期症状である可能性があるため, 基準日から 2 年以上前に診断名があったかどうかで判定している.

すべてのがん種をアウトカムとした場合の調整後ハザード比は 1.07 (95%信頼区間 0.99–1.15) であった. ガバペンチン処方件数別, 累積期間別, 累積処方量別での検討においても, 用量反応関係はみられなかった. また, 各がん種をアウトカムとした場合の解析結果においても, ガバペンチンが発がんリスクを大きく上昇させるような傾向はみられなかった.

b. 自己対照研究の各種定義

自己対照研究は, 手法ごとに統計解析に寄与する集団が異なる. 興味のあるアウトカムを経験したケースは, 多くの場合で解析に寄与するが, 興味のある曝露を経験しアウトカムを経験していない患者が解析に寄与する場合もある. いずれにせよ, 研究者の興味があるのはケースだけではなく, 一般的な (あるいは興味のある) 集団における医薬品のリスクであろう. よって, 自己対照研究を用いる場合であっても, コホート研究と同様に, 興味のある対象集団を明確に特定する必要がある. 例えば, ケースのみが解析に寄与する手法を用いる場合には, 興味のある集団から生じるケース全員 (ランダムサンプルでもよい) を用いることで, 手法ごとに異なる一定の仮定のもとで興味のある集団全体の医薬品のリスクを推定可能である.

　自己対照研究では，同一対象者における複数の観察期間を比較することでリスク指標の推定を行う．このような期間の設定方法は研究デザインごとに異なるが，コホート研究を行う場合の曝露期間や対象期間を想定し，それに対応した期間の設定を行うべきである．

　アウトカムの定義は，コホート研究の場合と同様に行う．

マクロライド系抗菌薬と急性肝障害

　自己対照研究の例を紹介しよう．大学病院の電子カルテデータを利用し，マクロライド系抗菌薬処方による急性肝障害発症リスクについて，自己対照ケースシリーズ（SCCS），ケース・クロスオーバー（CCO）デザイン，sequence symmetry analysis（SSA）の3つのデザインを利用した評価を行った[40]．これらの手法では，可能な限り対応した推定を行うことを考え，研究をデザインした．

　対象集団への組み入れ条件は①90日以上の観察期間（後述）をもつ患者，②観察期間中に少なくとも一度急性肝障害を経験した患者とした．このうち，観察期間の最初の90日間に急性肝障害を経験したものを除外した．各患者の観察期間は，2011〜2015年の入院期間および100日以上の間を空けずに連続した通院期間とした．曝露定義はマクロライド系抗菌薬の処方とし，処方開始から30日間の急性肝障害発症リスクを評価するものとした．比較対照は非曝露（期間）と考えた．アウトカムの急性肝障害は肝機能検査の異常値により定義した．

　SCCSでは，各ケースの観察期間をリスク期間とコントロール期間に分割した．抗菌薬処方開始から30日間をリスク期間とし，それ以外をコントロール期間とした．もし，抗菌薬処方が複数あった場合は，それぞれに対して30日のリスク期間を設定した．コントロール期間と比較した，リスク期間のアウトカム発生について発生率比を推定した．

　CCOデザインでは，各ケースの観察期間よりケース期間とコントロール期間を定義した．初回処方から30日のリスクを評価したいという点から，ケース期間を初回アウトカム発生から過去30日間とした．ケース期間のさらに前30日間をコントロール期間とした．コントロール期間と比較した，ケース期間の曝露オッズ比を推定した．ケース期間とコントロール期間の長さが同じであり，この曝露オッズ比で発生率比を近似できるものと考えた．

SSA では, 特定の期間内での曝露とアウトカムの発生順序の頻度を比較した. 初回曝露⇒初回アウトカムの順序で発生した人数と, 初回アウトカム⇒初回曝露の順序で発生した人数を比較した. この初回曝露と初回アウトカムの間隔が 30 日以内のケースのみを用いることで, 初回処方から 30 日間のリスクを評価することにした. 上記の人数比較に基づき, 順序比を算出した.

その結果, 各デザインによる効果指標（95%信頼区間）として, SCCS では発生率比 2.65（2.33–3.00）, CCO デザインでは曝露オッズ比 3.88（2.65–5.69）, SSA では順序比 1.98（1.44–2.72）が算出された. 結果の値が異なっていたことは, それぞれの手法に必要な前提条件[40] が満たされていなかった可能性や, 肝障害発症リスクを有する医薬品の使用や, 急性感染症などの時間依存性交絡の存在による影響が考えられた[41].

文　　献

1) Cardwell CR, Abnet CC, Cantwell MM, et al. Exposure to oral bisphosphonates and risk of esophageal cancer. *JAMA* 2010; **304**(6): 657-63.

2) Ray WA. Evaluating medication effects outside of clinical trials: new-user designs. *Am J Epidemiol* 2003; **158**(9): 915-20.

3) Matthews A, Langan SM, Douglas IJ, et al. Phosphodiesterase type 5 inhibitors and risk of malignant melanoma: Matched cohort study using primary care data from the UK Clinical Practice Research Datalink. *PLoS Med* 2016; **13**(6): e1002037.

4) Yamazaki K, Macaulay D, Song Y, et al. Clinical and economic burden of patients with chronic hepatitis C with versus without antiviral treatment in Japan: An observational cohort study using hospital claims data. *Infectious Diseases and Therapy* 2019; **8**(2): 285-99.

5) Sruamsiri R, Kameda H, Mahlich J. Persistence with biological disease-modifying antirheumatic drugs and its associated resource utilization and costs. *Drugs - Real World Outcomes* 2018; **5**(3): 169-79.

6) Graham DJ, Reichman ME, Wernecke M, et al. Stroke, bleeding, and mortality risks in elderly medicare beneficiaries treated with dabigatran or rivaroxaban for nonvalvular atrial fibrillation. *JAMA Intern Med* 2016; **176**(11): 1662-71.

7) Pottegard A, Christensen R, Houji A, et al. Primary non-adherence in general practice: A Danish register study. *Eur J Clin Pharmacol* 2014; **70**(6): 757-63.

8) Fischer MA, Stedman MR, Lii J, et al. Primary medication non-adherence: analysis of 195,930 electronic prescriptions. *Journal of General Internal Medicine* 2010; **25**(4): 284-90.

9) 奥村泰之, 佐方信夫, 清水沙友里, 松居宏樹. ナショナルデータベースの学術利用促進に向けて：レセプトの落とし穴. Monthly IHEP 2017; **10**: 16-25.

10) 厚生労働省保険局医療課長. 内服薬及び外用薬の投与量について. 保医発第 0404001 号, 平成 14 年 4 月 4 日. https://www.wam.go.jp/wamappl/bb13GS40.nsf/0/

49256fe9001ac4c749256ba60020c8a3/$FILE/siryou.PDF［最終閲覧日 2020.12.1］

11) 厚生労働省保険局医療課長，厚生労働省保険局歯科医療管理官．「「療担規則及び薬担規則並びに療担基準に基づき厚生労働大臣が定める掲示事項等」及び「保険外併用療養費に係る厚生労働大臣が定める医薬品等」の実施上の留意事項について」の一部改正について．保医発 0305 第 6 号，平成 30 年 3 月 5 日．https://www.mhlw.go.jp/file/06-Seisakujouhou-12400000-Hokenkyoku/0000203027.pdf［最終閲覧日 2020.12.1］

12) Graham DJ, Ouellet-Hellstrom R, MaCurdy TE, et al. Risk of acute myocardial infarction, stroke, heart failure, and death in elderly Medicare patients treated with rosiglitazone or pioglitazone. *JAMA* 2010; **304**(4): 411-8.

13) Coleman CI, Peacock WF, Bunz TJ, et al. Effectiveness and safety of apixaban, dabigatran, and rivaroxaban versus warfarin in patients with nonvalvular atrial fibrillation and previous stroke or transient ischemic attack. *Stroke* 2017; **48**(8): 2142-9.

14) Komamine M, Kajiyama K, Ishiguro C, et al. Cardiovascular risks associated with dipeptidyl peptidase-4 inhibitors monotherapy compared with other antidiabetes drugs in the Japanese population: A nationwide cohort study. *Pharmacoepidemiol Drug Saf* 2019; **28**(9): 1166-74.

15) Yates TA, Tomlinson LA, Bhaskaran K, et al. Lansoprazole use and tuberculosis incidence in the United Kingdom Clinical Practice Research Datalink: A population based cohort. *PLoS Med* 2017; **14**(11): e1002457.

16) Coupland C, Dhiman P, Morriss R, et al. Antidepressant use and risk of adverse outcomes in older people: Population based cohort study. *BMJ* (Clinical research ed) 2011; **343**: d4551.

17) Douglas IJ, Evans SJ, Hingorani AD, et al. Clopidogrel and interaction with proton pump inhibitors: Comparison between cohort and within person study designs. *BMJ* (Clinical research ed) 2012; **345**: e4388.

18) Pottegard A, Friis S, Sturmer T, et al. Considerations for Pharmacoepidemiological Studies of Drug-Cancer Associations. *Basic & Clinical Pharmacology & Toxicology* 2018; **122**(5): 451-9.

19) Schneeweiss S. A basic study design for expedited safety signal evaluation based on electronic healthcare data. *Pharmacoepidemiol Drug Saf* 2010; **19**(8): 858-68.

20) 西川正子「9.8 競合リスク」，丹後俊郎，松井茂之（編），新版 医学統計学ハンドブック，pp. 211-4，朝倉書店，2018.

21) Lewis JD, Habel LA, Quesenberry CP, et al. Pioglitazone use and risk of bladder cancer and other common cancers in persons with diabetes. *JAMA* 2015; **314**(3): 265-77.

22) Lewis JD, Ferrara A, Peng T, et al. Risk of bladder cancer among diabetic patients treated with pioglitazone: Interim report of a longitudinal cohort study. *Diabetes Care* 2011; **34**(4): 916-22.

23) International Epidemiological Association. *Dictionary of Epidemiology*, 6th edition. Oxford University Press, 2014.

24) Greenland S, Pearce N. Statistical foundations for model-based adjustments. *Annu Rev Public Health* 2015; **36**: 89-108.

25) Lewis JD, Bilker WB, Weinstein RB, et al. The relationship between time since registration and measured incidence rates in the General Practice Research Database. *Pharmacoepidemiol Drug Saf* 2005; **14**(7): 443-51.

26) Ueda P, Svanstrom H, Melbye M, et al. Sodium glucose cotransporter 2 inhibitors and risk of serious adverse events: Nationwide register based cohort study. *BMJ* (Clinical research ed) 2018; **363**: k4365.

27) Sato I, Yagata H, Ohashi Y. The accuracy of Japanese claims data in identifying breast cancer cases. *Biol & Pharm Bull* 2015; **38**(1): 53-7.

28) Ando T, Ooba N, Mochizuki M, et al. Positive predictive value of ICD-10 codes for acute myocardial infarction in Japan: A validation study at a single center. *BMC health Serv Res* 2018; **18**(1): 895.

29) 岩上将夫，青木事成，赤沢学ほか．「日本における傷病名を中心とするレセプト情報から得られる指標のバリデーションに関するタスクフォース」報告書．薬剤疫学 2018; **23**(2): 95-123.

30) Chubak J, Pocobelli G, Weiss NS. Tradeoffs between accuracy measures for electronic health care data algorithms. *J Clin Epidemiol* 2012; **65**(3): 343-9.e2.

31) Lash TL, Fox MP, Fink AK. *Applying Quantitative Bias Analysis to Epidemiologic Data*, Springer, 2009.

32) 竹内文乃，野間久史．観察研究におけるバイアスの感度解析．統計数理 2014; **62**(1): 77-92.

33) 医薬品医療機器総合機構．製造販売後データベース調査で用いるアウトカム定義のバリデーション実施に関する基本的考え方．

34) Cutrona SL, Toh S, Iyer A, et al. Design for validation of acute myocardial infarction cases in Mini-Sentinel. *Pharmacoepidemiol Drug Saf* 2012; **21 Suppl** 1: 274-81.

35) Cutrona SL, Toh S, Iyer A, et al. Validation of acute myocardial infarction in the Food and Drug Administration's Mini-Sentinel program. *Pharmacoepidemiol Drug Saf* 2013; **22**(1): 40-54.

36) Toh S, Reichman ME, Graham DJ, et al. Prospective postmarketing surveillance of acute myocardial infarction in new users of saxagliptin: A population-based study. *Diabetes Care* 2018; **41**(1): 39-48.

37) Benchimol EI, Smeeth L, Guttmann A, et al. The REporting of studies Conducted using Observational Routinely-collected health Data (RECORD) statement. *PLoS Med* 2015; **12**(10): e1001885.

38) Ishiguro C, Wang X, Li L, et al. Antipsychotic drugs and risk of idiopathic venous thromboembolism: A nested case-control study using the CPRD. *Pharmacoepidemiol Drug Saf* 2014; **23**(11): 1168-75.

39) Irizarry MC, Webb DJ, Boudiaf N, et al. Risk of cancer in patients exposed to gabapentin in two electronic medical record systems. *Pharmacoepidemiol Drug Saf* 2012; **21**(2): 214-25.

40) Takeuchi Y, Shinozaki T, Matsuyama Y. A comparison of estimators from self-controlled case series, case-crossover design, and sequence symmetry analysis for pharmacoepidemiological studies. *BMC Med Res Methodol* 2018; **18**(1): 4.

41) Hallas J, Pottegard A. Use of self-controlled designs in pharmacoepidemiology. *Journal of Internal Medicine* 2014; **275**(6): 581-9.

2.6 統 計 解 析

研究計画策定の過程として，研究デザイン，対象集団と対照群，そして求めたい頻度・効果指標が明確にされ，曝露，アウトカム，共変量の定義が設計できたら，次は統計解析計画（statistical analysis plan，以下解析計画）を設計し，求めたい効果指標の推定値をどのような解析によって得るのかを示す．解析計画は，研究実施体制に応じて，研究計画書の一部として包含される場合や，研究計画書とは独立に統計解析計画書として作成される場合がある．本節では，上記のいずれ

の場合であっても，データベースを用いた薬剤疫学研究において検討すべき重要な解析計画について紹介する．

　一般的に，データの確認や解析開始後に解析方針の変更が生じた場合，解析計画の修正事項とその理由を日付とともに記録する形で版管理を行うことにより，計画の透明性と再現可能性を保持することが重要である．しかしながら，臨床試験などに比べ，観察研究では（特にデータの二次利用の場合），得られたデータが想定とは異なることも多く，解析方法の変更を余儀なくされる場合も珍しくない．こういった場合に重要なのは，解析上の透明性（データを見てから恣意的な変更を行っていないなど）および再現性を担保することである．ただし，その都度，解析計画の修正・版管理を行うのは，研究関係者が多い場合は時に大変な作業となる．そこで，計画書とは別に，解析しながら作業内容を記していく「作業実施記録書」を作成し対応する場合もある[1]．

　本節ではコホート研究を想定して，解析計画に含める内容と考慮するべきポイントを紹介する．

◎ 2.6.1　データの記述

a.　対象集団の選択の記述

　データベースから対象集団がどのように選択されるのかについては，2.5.5 項で示したとおり，フローチャート（flow diagram）などにて提示する．解析計画では，対象集団の組み入れ条件，除外条件を適応したそれぞれの段階での対象者数を提示するとともに，解析の対象や比較する群（曝露群と対照群など）ごとの人数，そしてフォローアップが行われた人数などを示す旨を記載する．

b.　背景因子の記述

　対象集団の特徴を評価する目的で，背景因子の記述統計を提示する．研究内容によって見るべき背景因子は異なるが（2.5.3 項参照），薬剤疫学研究における標準的な患者背景因子としては，下記のような項目が挙げられる：

- ・性別・年齢・人種
- ・BMI（身長・体重）
- ・生活習慣（喫煙歴，飲酒歴など）

・当該薬剤の適応疾患の重症度

・併存疾患・併用薬

・過去の外来受診や入院，検診受診の履歴（パターン）

　なお，使用するデータベースによって，評価可能な項目は異なるため，評価すべき背景因子の情報が取得できるデータベースを選択することが重要となる（2.3節参照）．

　研究計画では，2.5.3 項「共変量の定義」に示したように，共変量の選択と，選択された共変量をデータベースからどのように特定するかについて，測定期間とともに提示した．一方，解析計画では，測定されたこれらの因子をどのように集計するかを示す．標準的には，カテゴリー変数は人数とパーセント，連続変数は平均と標準偏差，中央値と 25 および 75 パーセンタイル値，最小値および最大値などで集計される．連続変数における平均値は正規分布や左右対称に近い分布以外では直観的な解釈が難しく，また外れ値にも大きな影響を受けるため，中央値とパーセンタイル値などで示すことが推奨される．臨床的に意義のある，もしくは研究領域で標準的なカットオフ値がある場合には，それを用いてカテゴリー化することも検討する．例えば BMI は WHO の基準を用いて 18.5，25.0，30.0 などのカットオフ値でカテゴリー化することができる[2]．

　2 つの薬剤間の安全性・有効性の比較を行う場合には，2 群間の背景因子（特に交絡要因と考えられる背景因子）の分布の違いを記述することが重要であり，解析計画では集計した数値を埋めれば完成する表を作成しておくとよい（表 2.7）．この際，群間の背景因子の分布の比較に，t 検定やカイ二乗検定などの p 値が記載されている研究がみられる．しかし，ランダム化されていない観察研究では 2 群間に違いがあることは当然であるし，データベース研究では対象者数が大きい場合が多く，臨床的に意味のない違いであっても小さな p 値となることが多い．よって，背景因子の比較に検定を用いることは適切ではなく，2 群間の患者背景因子の分布の違いを評価するには，データの記述だけで十分と考えられる．ただし，それでも比較の指標が必要な場合には，標準化平均差（standardized mean difference: SMD）など，対象者の数に依存しない指標が用いられることがある[3]．

表 2.7 曝露群と対照群における患者背景の提示例

患者背景因子	曝露群 （X 人）	対照群 （X 人）
年齢，中央値（25%点–75%点）	X（X–X）	X（X–X）
男性，*n*(%)	X(X)	X(X)
治療開始年		
2015，*n*(%)	X(X)	X(X)
2016，*n*(%)	X(X)	X(X)
2017，*n*(%)	X(X)	X(X)
併存疾患		
高血圧，*n*(%)	X(X)	X(X)
糖尿病，*n*(%)	X(X)	X(X)
冠動脈疾患，*n*(%)	X(X)	X(X)
Charlson comorbidity index，平均値（標準偏差）	X（±X）	X（±X）
併用薬剤		
ACE 阻害薬/ARB，*n*(%)	X(X)	X(X)
ベータ阻害薬，*n*(%)	X(X)	X(X)
カルシウムチャネル拮抗薬，*n*(%)	X(X)	X(X)

※上記の X 部分に解析結果が入る.

c. アウトカムの頻度指標と効果指標の算出

　研究デザインを決める際に選定したアウトカムの頻度指標および効果指標の
提示方法を示す. 発生リスクの提示には対象者数，アウトカム発生数とパーセン
ト，発生率の提示には対象者数，観察人年，アウトカム発生数と発生率を用いる
（表 2.8）. 算出された値はデータからの推定値であり，その精度に則した桁数で
提示する[4]. 例えば，355 人中 21 人にアウトカムが発生した場合，発生リスクは
「5.916%（95%信頼区間 3.449–8.351%）」ではなく，「5.9%（95%信頼区間 3.4–8.4%）」
と記載すれば十分である. 生存時間解析を計画している場合には，Kaplan-Meier
曲線などを用いて生存曲線を提示する.

　群間の比較を行う場合には，比較に用いる効果指標（例：リスク差，リスク比，
オッズ比，発生率比，ハザード比）はデザインと並行して決定される. 後述する

表 2.8 曝露群と対照群におけるアウトカム頻度指標が発生率の場合の提示例

	対象者数 （人）	総観察期間 （人年）	アウトカムが発生 した対象者数(人)	アウトカム 発生数(件)	発生率 （件/人年）	粗発生率比 （95%信頼区間）
曝露群	X	X	X	X	X	X（X–X）
対照群	X	X	X	X	X	Reference

統計モデルなどでの共変量の調整を予定している場合は，調整前の値と調整後の値の両方を記載することが望ましい．

◎ 2.6.2 交 絡 調 整 法

データベースを用いた比較研究では多くの場合，薬剤群間の対象者の背景因子など，交絡要因の調整が必要となる．

a. 調整する因子の選択

効果指標を推定する上で，その影響を調整する因子（共変量）を解析計画の中で明示する．解析に含める共変量は，研究をデザインする段階で設定される（2.5.3項参照）．この際，曝露となる薬剤と，アウトカムとなる事象についての臨床的知識や過去の報告などに基づいて，交絡要因と考えられるもの，そして交絡要因ではない（曝露に関連のない）アウトカムの予測因子を共変量とすることが一般的である[*10]．

交絡調整では，デザインの段階で設定された因子をそのまますべて解析モデルに含めることが標準的である．しかし，患者背景の集計結果に基づき，これを変更する場合（該当する患者がいずれかの群にしかいないなど）や，後述する交互作用項などが事後に追加されることもある．これらが予想される場合には，解析計画の中で，このような変更が起こりうることを明記する．なお，曝露群と非曝露群における背景因子頻度の単変量の比較検定（のp値）に基づいて調整因子を選択している研究が見受けられるが，交絡要因かどうかの判定方法として不適切である．

b. 調整方法の選択

解析する上で適切な回帰モデルは，研究対象とするアウトカムの種類に基づいて選択する．例えば，対象とするアウトカムが施設やくり返しの観測による観測間の相関をもたない場合には，連続値，カテゴリー値，カウント値などのアウト

[*10] 予測因子をモデルに含めることで，線形モデルの場合には推定の精度が向上する．また，ロジスティック回帰などの非線形モデルの場合には，予測因子が含まれていないことで，曝露の回帰係数が関連のない方向へバイアスされるため，予測因子を含めることが重要である[5]．

カムに応じて，一般化線形モデル（generalized liner model）が適用できる．打ち切りのある生存時間をアウトカムとした解析を行う場合は，Cox 比例ハザードモデルがよく使用される．一方で，施設や地域など対象者が内包される上位の階層構造が存在する場合には，一般化線形混合モデル（generalized linear mixed model）など，階層ごとの集団内の相関を考慮できるモデルを選択する．なお，回帰分析以外の交絡調整の手段としては，層別解析，標準化などがある（4.3.3 項参照）．

近年，傾向スコア（propensity score）や疾患リスクスコア（disease risk score）など，多数の変数を 1 次元に要約したスコアによる調整方法を用いる研究が増えている．これらのスコアは交絡要因を含むモデルから，各対象者の曝露の確率やアウトカム発生の確率として推定される．この 1 次元のスコアによる層別化，重み付け，あるいは，マッチングなどの方法によって，スコア推定に用いたモデルに含めた交絡要因の調整が可能となる（4.3.4 項参照）．

⓪ 2.6.3 サブグループ解析・効果指標の修飾

高齢者，男性，維持透析患者など，特定の集団において薬剤が与える影響が，他の集団と異なることがある．これを「曝露効果の異質性（heterogeneity）」と呼び，効果指標の修飾（effect measure modification）がある，または薬剤の効果とこれらの特徴との間に交互作用（interaction, effect modification）があると表現する．効果指標の向きが同じであるが大きさが異なる場合は「量的な修飾」，効果指標の向きが異なる場合は「質的な修飾」と呼ばれる．

「効果指標の修飾」と呼ぶのは，同じデータであっても，用いる効果指標に応じて修飾が起きているかどうかが変わるためである．例えば，男性がある曝露を受けた場合のあるアウトカムの発生リスクが 60/1,000（6.0%），曝露を受けなかった場合の発生リスクが 20/1,000（2.0%），女性の曝露群の発生リスクが 15/1,000（1.5%），非曝露群の発生リスクが 5/1,000（0.5%）としよう．相対効果指標であるリスク比で見れば，男性におけるリスク比は 3，女性におけるリスク比も 3 で曝露効果に違いはないが，絶対効果指標であるリスク差で見た場合には男性で 40/1,000（4.0%），女性で 10/1,000（1.0%）となり大きな違いとなる．

修飾因子としてよく検討されるものには，性・年齢，併存疾患，適応疾患の重症度，併用薬剤，リスク遺伝子などのアウトカムの高リスク・低リスクに関連す

る因子がある．これらの修飾因子は，交絡要因と同じく，研究デザインを計画する段階で，データベースからの抽出の条件をあらかじめ定義しておく必要がある．

　特定の因子による効果指標の修飾があると考えられる場合には，それを考慮に入れた解析方法を計画する．特に，①曝露と修飾因子の交互作用項を回帰モデルに含める，もしくは②修飾因子のサブグループごとの解析を行う，③標準化による推定を行う，の3つのアプローチがよく用いられる．

　例として，性別が修飾因子であると疑って解析計画を立てる場合を想定する．性別による層ごとの曝露効果と，効果指標の修飾の程度を定量的に評価することに興味がある場合は，上記①のアプローチを用いる．具体的には，回帰モデルに曝露因子，修飾因子（性別），曝露と修飾因子の交互作用項，およびその他の共変量（性別以外）を含め推定を行う．回帰モデルに含めた交互作用項のp値を「p for interaction」や「p for heterogeneity」と呼ぶことがある．

　また，効果指標の修飾の程度を定量する目的ではなく，単純に層ごとの曝露効果を提示したい場合には，上記②のアプローチもある．男女を群分けし，曝露変数と性別以外の共変量を含めた回帰モデルを用いて層ごとの曝露効果を推定する．ただし，①のモデルでは曝露以外の共変量の効果は男女間で共通という前提があったのに対し，②のモデルでは男女の各群で独立に推定される．この違いからも①と②のモデルでは推定される曝露効果が異なる可能性があることに注意が必要である．あくまでも記述的な目的になるが，このような解析を多数のサブグループについて実施し，得られた効果指標を並べて図示するフォレストプロット[11]を用いた報告を行う観察研究もある（図2.12）．

　上記③の標準化は，集団全体における平均曝露効果を推定する方法である．そのため，男性と女性で効果が共通であるという前提を必要とせず，効果指標の修飾が存在していても，直接的に推定が可能である（4.3.3項参照）．

　なお，解析計画の段階において，効果指標の修飾を強く疑っていない場合でも，解析時には探索的な位置づけで共変量によるサブグループ解析を行い，強い効果

---

[11]　メタアナリシスにおいて標準的に用いられる図法．複数研究の効果指標の点推定値と信頼区間を縦に並べて描出し，研究間の効果指標の異質性を視覚的に評価する．臨床観察研究においても同様に，サブグループごとの効果指標を提示することで，群間の効果指標の異質性を評価するのに用いられる．

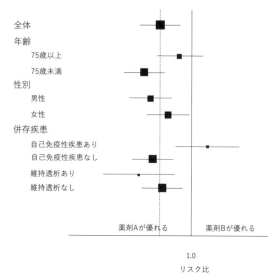

全体

年齢
　　　75歳以上
　　　75歳未満

性別
　　　男性
　　　女性

併存疾患
　　自己免疫性疾患あり
　　自己免疫性疾患なし
　　維持透析あり
　　維持透析なし

薬剤Aが優れる　　　薬剤Bが優れる

1.0
リスク比

図 2.12　フォレストプロットによる効果指標の修飾の検討例
図中の■は各サブグループの人数の大きさ，横線は信頼区間を示す．

指標の修飾がないことを確認しておくことが一般的である．もしここで予期しない効果の修飾がみられた場合には，その旨を報告するか，上記①〜③のいずれかの解析を追加で行うなどの対応を検討する．

◎ 2.6.4　欠測データの取り扱い

データに欠測が存在しうる場合，解析時の欠測の取り扱いを事前に計画する．レセプトデータのみを使用したデータベース研究においては，ほとんどの場合，設定した期間中に，診断名，処方，処置などのレセプトがあるかどうかで曝露や共変量，アウトカムを定義する．例えば，対象者の初回処方時点を追跡開始日とし，その日より前1年間に糖尿病の診断記録があれば糖尿病に罹患していると考え，診断の記録がなければ糖尿病がないと考える．しかしながら，現実では，糖尿病の診断の記録がないことは，糖尿病がないこと以外に，臨床的な評価が行われておらず情報がない欠測の場合もある．このような場合，欠測は欠測として認識されず，「糖尿病がない」と誤分類されるということに留意する必要がある．

DPCデータの様式1データや健康診断データ，レジストリデータなどを利用す

る場合には，欠測の記録によって欠測が認識される．また，病院情報システムデータの検査値など，上記のいずれのパターンもあるデータも存在する．例えば，ベースラインの検査値がないことを「欠測」として扱う場合がある一方，検査値異常をアウトカムとして捉える研究においては，追跡開始日以降に検査値の記録がないことをアウトカムが発生していないと評価する場合もある．さらに，負の血圧値や年齢など，臨床的にありえない値が記録されている場合も欠測として扱う場合がある．それぞれの項目について，これらの評価がどのような仮定に基づいているのかを把握した上で判断を行う必要がある．

解析計画では，まずこれらの欠測の規模やパターンをどのように記述するのかを記載する．欠測のパターンの記述は，欠測が完全にランダムに生じているのか（missing completely at random: MCAR），観測された項目のみに依存するランダムな欠測（missing at random: MAR）なのか，もしくはランダムでない欠測（missing not at random: MNAR）なのかを考える上でヒントを与えてくれる．

欠測の規模・パターンは解析の精度・妥当性に影響を与え，また欠測のある項目をどのように扱うのかを判断する基盤となる．欠測がある場合の標準的な解析方法としては，完全ケース分析（complete case analysis），補完法，重み付け解析，最尤法を用いた解析などが存在する（これらの方法については 4.3.5 項を参照）．解析計画の段階では，想定される範囲での記載となるため，実際のデータ解析時に想定外の欠測の規模またはパターンが発覚した場合は，必要に応じて解析計画の変更や作業実施記録書への記載を検討する．

◎ 2.6.5 感度解析

薬剤疫学研究をデザインするにあたっては，対象集団，曝露・アウトカム・共変量の定義，対照群，解析モデルなどについて様々な選択を行う．それぞれの選択には背景となる仮定が存在するが，その仮定を変えたときに結果がどう変化するのかを評価するために，感度解析を実施する．感度解析は研究デザインのすべての構成要素を対象に実施しうる．多くの場合，仮定がより脆弱な部分に対して感度解析が求められる．

感度解析の結果が，主解析の結果と大きくずれる場合には，仮定が間違っている可能性があり，選択した研究デザイン（対象集団，曝露・アウトカム・共変量

の定義，対照群，解析モデル）の問題点について見直し，脆弱な部分を補強できる新たな研究計画を検討する必要がある．感度解析の際には複数の仮定を一度に変更しないことが重要である．これは，各仮定の変更と結果の変化を1対1で紐づけて評価するためである．

　データベースを二次利用した薬剤疫学研究で，特に実施される頻度の高い感度解析に，①アウトカムの定義，②曝露の定義，そして③交絡要因の3つを対象にしたものがある．

a.　アウトカム定義の感度解析

　アウトカムの定義は，特にレセプトデータベースを用いた研究において，感度解析の対象とされることが多い．これは，アウトカムの妥当性が解析の結果に与える影響が大きいこと，そして，レセプトを用いた正確なアウトカムの定義が困難であることに由来する．感度解析として，アウトカムの定義をより狭義にする（捕捉の感度を下げて陽性的中度を上げる）場合や，アウトカムの定義をより広義にする（感度を上げる代わりに陽性的中度が下がる）アプローチなどがある．例えば，アウトカムとして捉えたいイベントが「入院加療を要した脳梗塞」で，主解析におけるアウトカム定義を「脳梗塞の診断記録が存在する入院」とした場合，アウトカム定義をより狭義にする感度解析の例としては「脳梗塞の診断名が主傷病として存在する入院」とする解析が考えられる．また，より広義にする感度解析の例としては，「脳梗塞，一過性脳虚血発作，もしくはその他の脳血管障害などの診断記録が存在する入院」に変更するなどが考えられる．

b.　曝露定義の感度解析

　曝露の定義もまた解析の結果に与える影響が大きい．コホート研究において，曝露および打ち切りをどのように定義するかがしばしば感度解析の対象となる．例えば，主解析では組み入れ時に開始した薬剤の曝露に基づいて曝露・対照群を定義し，観察期間中のアウトカム頻度を比べる解析を実施し（時に観察研究でのintention-to-treat 解析と呼ばれる），感度解析として，この組み入れ時の薬剤の投与が終了（ギャップや猶予期間を考慮した処方継続期間が終了）した時点で観測を打ち切る解析，さらにそのギャップや猶予期間の期間の長さを変更した場合の

影響を見る解析などがよく行われる．また，曝露を時間依存性に評価した感度解析を追加する場合もある．

ケース・コントロール研究や自己対照研究では曝露判定期間の設定が解析の結果に与える影響が大きく，その長さについて感度解析が行われることが多い．また，曝露に階層が存在する場合（例えば施設の施術ボリュームと手術アウトカムとの関連の検討のように，曝露が3つ以上のレベルにカテゴリー化されうる場合），そのカットオフ値を変更する感度解析によって，結果の安定性を評価することができる．

c. 交絡要因に関する感度解析

特に重要な交絡要因については，アウトカム同様にレセプト上の定義の変更が感度解析として検討される．また，感度解析として明示されない場合も多いが，モデルに含める共変量を年齢，性別，BMIのみ，年齢，性別，BMI＋併存疾患，＋併存疾患＋併用薬剤情報などのように段階的に増やしていくことで，どの共変量群の投入によって推定値が大きく変化したのかを提示する場合もある．傾向スコアを用いた解析においては，主解析における傾向スコアの推定に用いた変数のうち，曝露と強く関連するがアウトカムとの関連が弱い変数があった場合には，それらの変数を取り除いて推定した傾向スコアを用いる感度解析や，通常の回帰モデルなどによる感度解析が行われる．

なお選択バイアス，情報バイアス，未測定交絡など，バイアスの影響を定性的にではなく定量的に評価するバイアス解析も感度解析の一種である．バイアス解析については4.4節で解説する．

◎ 2.6.6 サンプルサイズに関する検討

薬剤疫学研究の目的は，イベントの発生頻度や曝露効果の妥当かつ精度の高い推定値を得ることにある．精度の高い推定値を得るためには，解析の実施前に十分な数の対象者やアウトカムがデータベースに存在するのかを検討する必要がある．

参加者を前向きにリクルートする介入研究と異なり，データベース研究で対象として組み入れられる人数（の最大値）は，研究を行う時点で決まっていることが多い．そのため，解析実施前の対象者数の検討においては，推定に必要なサン

プルサイズの検討よりも，想定される（もしくは実際にデータベースで探索的に同定された）サンプルサイズにおける推定精度を検討する場合が多い．本項では推定精度に基づくサンプルサイズ設計と検出力に基づくサンプルサイズ設計を紹介する．

a. 精度ベースの設計

本項では，2薬剤群間における二値アウトカムの発生リスクの比較研究を例として取り上げる．リスク差の推定値を RD，薬剤 A 群のイベント数は，サンプルサイズ N_A，イベント発生リスク p_A の二項分布に従い，薬剤 B 群のイベント数は，サンプルサイズ N_B，イベント発生リスク p_B の二項分布に従うと仮定すると，近似信頼区間は以下のように表すことができる．

$$RD \pm Z_a \sqrt{\frac{p_A(1-p_A)}{N_A} + \frac{p_B(1-p_B)}{N_B}}$$

ただし，Z_x は標準正規分布の上側 x パーセント点であり，CC %信頼区間の場合 $a = (100 - CC)/2$ とする．95%信頼区間では $Z_{2.5} = 1.96$，90%信頼区間では $Z_5 = 0.84$ である．

いま推定精度を信頼区間の幅（$\pm 100r$ %）で表すことにすると，

$$r = Z_a \sqrt{\frac{p_A(1-p_A)}{N_A} + \frac{p_B(1-p_B)}{N_B}} \tag{2.1}$$

となる．薬剤 A 群のサンプルサイズ $N_A = 1{,}000$，イベント発生リスク $p_A = 0.05$，薬剤 B 群のサンプルサイズ $N_B = 5{,}000$，イベント発生リスク $p_B = 0.03$ と見積もった場合，95%信頼区間では $r = 0.0143$ となり，± 1.43%の推定精度でリスク差を推定できることになる．

反対に推定したい精度 r を決めて (2.1) 式を N について整理することで必要なサンプルサイズを求めることができる．薬剤 B 群の対象者は薬剤 A 群の k 倍と想定される場合，$N_B = kN_A$ なので，

$$N_A = Z_a^2 \frac{kp_A(1-p_A) + p_B(1-p_B)}{kr^2} \tag{2.2}$$

となる[6]．

表 2.9 に $k = 1 (N_A = N_B)$，薬剤 A 群のイベント発生リスク $p_A = 0.05$，薬剤 B

表 2.9 1 群当たり必要サンプルサイズ

$(p_A, p_B) = (0.05, 0.03), N_A = N_B$

r	精度ベース		検出力ベース*	
	95%信頼区間	90%信頼区間	95%信頼区間	90%信頼区間
0.02	736	519	1,504	1,184
0.01	2,943	2,073	6,013	4,736
0.005	11,771	8,290	24,049	18,944

*検出力 80%の場合.

群のイベント発生リスク $p_B = 0.03$ と見積もり，推定したい精度を ±2%, ±1%, ±0.5%とした場合の 1 群当たり必要サンプルサイズを示す．想定されるリスク差が 2%で，95%信頼区間の幅が ±1%となる推定精度を要求する場合，1 群当たり最低 2,943 人の対象者が必要となる．

b. 検出力ベースの設計

$(p_A, p_B) = (0.05, 0.03)$ の場合，想定するリスク差は 2%であり，推定精度として 95%信頼区間の幅を ±1%に収めようとすると 1 群当たり 2,943 人が必要であった．2%±1%=(1%, 3%) となるので，95%信頼区間の下限が 1%を上回ってほしいのであるが，残念ながら精度ベースの (2.2) 式に基づくサンプルサイズでは，95%信頼区間の下限が 1%を上回るかどうかは 50%の確率にしかならない[7]．

想定したイベント発生リスクの見積もり $(p_A, p_B) = (0.05, 0.03)$ が正しい場合，ほぼ確実に 95%信頼区間の下限が 1%を上回ってほしい場合がある．どの程度確実に上回ってほしいかを検出力（power）と呼ぶ．精度ベースの設計の検出力は 50%に相当する．

指定した推定精度（±100*r* %）と検出力 *P* %のもとでの必要サンプルサイズは，$b = 100 - P$ として，(2.2) 式の Z_a を $(Z_a + Z_b)$ に変更することで計算できる．表 2.9 には検出力を 80%に設定した場合の検出力ベースの必要サンプルサイズも示したが，95%信頼区間の幅が ±1%となる推定精度を要求する場合，1 群当たり最低 6,013 人の対象者が必要となり，精度ベースのほぼ 2 倍となる．

文　　献

1) 佐藤俊哉. ASA 声明と疫学研究における P 値. 計量生物学 2018; **38**(2): 109-15.
2) World Health Organization. Health topics Obesity. https://www.who.int/data/gho/data/themes/topics/topic-details/GHO/prevalence-of-underweight-thinnesscrude［最終閲覧日 2020.12.1］
3) Mamdani M, Sykora K, Li P, et al. Reader's guide to critical appraisal of cohort studies: 2. Assessing potential for confounding. *BMJ* (Clinical Research ed) 2005; **330**(7497): 960-2. doi:10.1136/bmj.330.7497.960
4) Wilcox AJ. On precision. *Epidemiology* (Cambridge, Mass) 2004; **15**(1): 1. doi:10.1097/01.ede.0000101026.08873.14
5) 佐藤俊哉. 疫学研究における交絡と効果の修飾. 統計数理 1994; **42**(1): 83-101.
6) Rothman KJ, Greenland S. Planning study size based on precision rather than power. *Epidemiology* (Cambridge, Mass) 2018; **29**(5): 599-603. doi:10.1097/ede.0000000000000876
7) Greenland S. On sample-size and power calculations for studies using confidence intervals. *Am J Epidemiol* 1988; **128**(1): 231-7. doi:10.1093/oxfordjournals.aje.a114945

● *Column 12*

データベースからデータ抽出する際に検討すべきこと

　医療情報データベースを用いた薬剤疫学研究の場合，必ずデータベースから研究に必要なデータを抽出する工程が発生する．誤った条件で抽出されたデータを用いて解析していたことが後から発覚すると，データの再抽出・再解析など，多大な時間と費用が無駄になる可能性がある．ここでは，データの抽出条件を検討する際に留意するポイントを紹介する．

　1) データ抽出対象とする集団の検討

　薬剤疫学研究における対象集団は，新規処方患者に限定するための条件や，新規処方開始時点において過去の既往歴を除外する条件など，複数の組み入れ条件や除外条件から定義されることが多い．この場合，データ抽出漏れを防ぐためにも，組み入れ条件のうち最も緩い条件の一つを抽出対象の集団の定義とすることが一般的である．例えば，2.5.5 項で紹介した DPP-4 阻害薬と心血管イベントの事例では，研究対象集団は複数の組み入れおよび除外条件で定義していたが，データベースからの抽出対象集団は，糖尿病薬が一度でも処方されている患者とした．

　匿名レセプト情報・匿名特定健診等情報データベース（NDB）の場合，傷病名を含むすべての標準コード体系はレセプト電算処理システム用コード（レセ電算）が用いられている[1~3]．レセ電算のマスタは，社会保険診療報酬支払基金のホームページから取得可能である[4]．ただし，最新の版のマスタには現在使用されているコー

ドしか含まれないことに注意してほしい．過去データを抽出する際，現在使用され
ていないコードを指定しなければならない場合もあるため，抽出対象とするデータ
期間内に発行されたすべての版のマスタを参照する必要がある．

MID-NET®の場合，レセプト，DPC データ，SS-MIX2 の 3 つのデータ種別から
構成され（2.3.2 項 b 参照），傷病名に用いられている標準コード体系はデータ種別
ごとに異なる（表 1)[5]．MID-NET で使用されているすべての標準コードについて，
過去分も含めて編集されたマスタを MID-NET 事務局より入手可能である[6]．

表 1　MID-NET で使用されている主な標準コード体系

データ項目名	SS-MIX2 データ	DPC データ（様式 1，EF ファイル）	レセプトデータ（医科）
病名	ICD-10 コード 病名交換用コード	ICD-10 コード	レセプト電算処理システムコード
医薬品名	YJ コード HOT 番号	レセプト電算処理システムコード	
検体検査名	JLAC10		
細菌検査	JANIS コード（同定菌名） JLAC10（塗抹検査名）		
放射線検査，生理検査，手術，診療材料，医学管理料	−	−	

MID-NET 利活用者向け基本情報：採用標準コード（2018 年 11 月 21 日版）「分析用データセットに使用されている標準コード等」[5]より主要な標準コードのみ一部抜粋・加工.

2) データ抽出対象とする列（データ項目・テーブル）の検討

データ抽出対象となる集団が定まったら，その集団について，どのようなデータ
項目を抽出したいのかを選定する．ここでは，データベース事業者よりどのような
データが抽出可能なのかについて情報提供を受けた上で，その情報に基づき，研究
に必要なデータ項目あるいはテーブルを指定する．

3) データ抽出対象とする行の検討

データ抽出対象となる集団の，指定したデータ項目やテーブルに含まれる情報を
すべて抽出できる場合は，この 3) の検討は必要ない．一方，データの容量を考慮し
て，抽出対象とする列（データ項目あるいはテーブル）に含まれる情報のうち，研
究に用いる可能性がある行だけを抽出するためのコードを指定する場合がある．例
えば，MID-NET®の場合は，検査値情報の抽出に際し，300 種類以上ある検査項目
の中から，研究に用いる検査のみ抽出可能とされている[7]．データ抽出の際，検査
の標準コード体系である JLAC10 を用いて，抽出用のコードリストを作成する．

4) データ抽出定義の再確認

データ抽出条件が定まったら，それを文書化し，研究内容と照らし合わせながら，抽出対象とする集団の適切性，および，その集団について何の情報を抽出するのか（テーブル，データ項目，コードなど）の適切性について，研究を行う者とデータベース事業者の双方での確認を行う．

5) 抽出されたデータのチェック

抽出データを受け取ったら，最初にデータチェックを行い，抽出条件どおりのデータとなっているのかを確認する（3.3 節参照）．抽出条件どおりになっていないなどの疑義が見つかった場合は，データベース事業者に問い合わせを行う．

上記 1)～5) の各ステップにおいて慎重に検討を行うことで，データ再抽出のリスクは抑えられる．万が一，抽出漏れがあった場合には，それによる研究への影響の大きさ，時間，コストとのバランスも考慮した上で，再抽出を検討する．

文　　献

1) 厚生労働省．オンライン又は光ディスク等による請求に係る記録条件仕様（医科用）．令和 2 年 4 月版．https://shinryohoshu.mhlw.go.jp/shinryohoshu/file/spec/R02bt1_1_kiroku.pdf［最終閲覧日 2020.12.1］
2) 厚生労働省．オンライン又は光ディスク等による請求に係る記録条件仕様（DPC 用）．令和 2 年 4 月版．https://shinryohoshu.mhlw.go.jp/shinryohoshu/file/spec/R02bt1_2_kiroku_dpc.pdf［最終閲覧日 2020.12.1］
3) 厚生労働省．オンライン又は光ディスク等による請求に係る記録条件仕様（調剤用）．令和 2 年 4 月版．https://shinryohoshu.mhlw.go.jp/shinryohoshu/file/spec/R02bt1_4_kiroku_chozai.pdf［最終閲覧日 2020.12.1］
4) 社会保険診療報酬支払基金．レセプト電算処理システム．https://www.ssk.or.jp/seikyushiharai/rezept/index.html［最終閲覧日 2020.12.1］
5) 医薬品医療機器総合機構．MID-NET 利活用者向け基本情報．採用標準コード（2018 年 11 月 21 日版）「分析用データセットに使用されている標準コード等」https://www.pmda.go.jp/safety/mid-net/0008.html［最終閲覧日 2020.12.1］
6) 医薬品医療機器総合機構．MID-NET の利活用を検討するための参考情報．https://www.pmda.go.jp/safety/mid-net/0004.html［最終閲覧日 2020.12.1］
7) 医薬品医療機器総合機構．わかる！MID-NET．2020 年 12 月版．https://www.pmda.go.jp/files/000233711.pdf［最終閲覧日 2020.12.1］

chapter 3 リアルワールドデータの解析

　レセプトデータや DPC データ，病院情報システムデータなどの医療情報データは，医療機関などにおける日常的な業務の一環として作成されるデータである（2.3 節参照）．これら医療情報データは，行政や関連学会などによって定められた様式や標準化規格に基づいて電子化されており，データベースとしてこれらのデータを集約・管理している事業者も多い．多くの薬剤疫学研究では，このような既存のデータベースに集約された医療情報データをリアルワールドデータ（RWD）として二次利用することで，医薬品の安全性や有効性に関するリサーチクエスチョンに答えようとしている．

　しかし，これら医療情報データは研究目的や研究計画とは無関係に作成・収集されるデータであり，研究への利用を想定したデータの入力や質の管理は行われていない場合も多い．研究計画の段階で，研究に必要なデータ項目が含まれていることを確認した上でデータベースを選んだ場合であっても，そのすべてのデータをすぐに解析に用いることは適切ではない．計画的なデータ収集が行われる臨床研究とは異なり，データの誤入力や未入力，誤計測が発生している場合であっても，日常業務において支障がない場合には，そのままのデータとしてデータベースに記録されうる．そのため，医療情報データの解析を始める前には，データの誤りや想定外のデータが含まれていないかを確認するとともに，多くの場合において，その結果も踏まえて解析ができるデータとなるよう，研究目的に応じてデータを加工する作業を実施する必要がある．

　そこで本章では，データベースを用いた薬剤疫学研究を行う研究者がデータベース管理者との円滑な意思疎通を行うための基礎知識と，そこから得られる医療情報データの解析を行う際に留意が必要な事項を紹介する．

3.1 データベースを用いたデータの管理

医療情報データには，患者属性に関するデータ（患者 ID，性別，年齢，職業，人種など），臨床所見に関するデータ（主訴，身体所見，検査結果など），傷病名などの診断に関するデータ，診療行為（処方，処置，手術，検査の有無など）に関するデータといった，多種多様なデータが含まれる．このようなデータは「列」と「行」からなる表形式の構造として表現することができる．例えば，医薬品の処方に関するデータには，個々の患者を識別するための「患者 ID」，医薬品が処方された日を示す「処方日」，処方された医薬品の情報を示す「医薬品名（商品名）」，「一般名」，「1 回量」，「1 日量」などがあり，これらのデータは，図 3.1(A) のような 1 つの表として表現することができる．

表形式のデータを変換させ，行方向のデータをカンマ「,」などの区切り文字で

患者ID	処方日	医薬品名	一般名	1回量	1日量
1	2020/04/01	○○	○○錠	10mg	20mg
1	2020/04/01	△△	△△カプセル	5mg	10mg
1	2020/04/15	○○	○○錠	10mg	20mg
1	2020/04/15	△△	△△カプセル	5mg	10mg
2	2020/04/03	□□	□□錠	1mg	1mg
2	2020/04/10	□□	□□錠	1mg	1mg
3	2020/04/03	××	××顆粒	5mg	15mg
3	2020/04/10	××	××顆粒	5mg	15mg

(A) 表形式のデータの例

1, 2020/4/1, ○○, ○○錠, 10mg, 20mg
1, 2020/4/1, △△, △△カプセル, 5mg, 10mg
1, 2020/4/15, ○○, ○○錠, 10mg, 20mg
1, 2020/4/15, △△, △△カプセル, 5mg, 10mg
2, 2020/4/3, □□, □□錠, 1mg, 1mg
2, 2020/4/10, □□, □□錠, 1mg, 1mg
3, 2020/4/3, ××, ××顆粒, 5mg, 15mg
3, 2020/4/10, ××, ××顆粒, 5mg, 15mg

(B) レコードデータの例

図 3.1 表形式のデータとレコードデータ

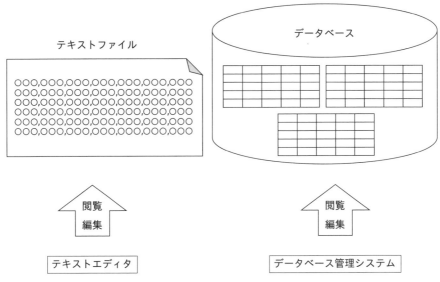

図 3.2 テキストファイルとデータベース

連結した一固まりのデータはレコードデータと呼ばれる（図 3.1(B)）．コンピュータ上では comma separated values (CSV) ファイルとして取り扱われることも多く，多くのオペレーティングシステムに標準的に導入されているテキストエディタを用いることで，レコードデータの閲覧や編集を行うことができる．しかしながら，列と列の関係を踏まえて特定のデータを抽出する操作や，複数の CSV ファイルに記載されたデータを体系的に参照して検索を行うことは容易ではない．特に数百万人分の医療情報データとなると，テキストエディタのような標準的なアプリケーションで取り扱うことは現実的に困難である．そこで，大規模なデータをコンピュータ上で効率的に取り扱うためのデータ形式としてデータベースが用いられている（図 3.2）．

　データベースとは，日本工業規格において「適用業務分野で使用するデータの集まりであって，データの特性とそれに対応する実体の間の関係とを記述した概念的な構造によって編成されたもの」と定義されている[1]．コンピュータ上ではデータベース管理システム（database management system: DBMS）を用いることで，データベースに記録されたデータの閲覧や編集を行うことができる．代表的な DBMS

には Oracle Database, MySQL, PostgreSQL などがあり, これらはいずれも, 表形式で表現できるデータをリレーショナルデータモデルに準拠したデータベースとして管理するためのアプリケーションである.

リレーショナルデータモデルとは, データを複数の表の集合としてモデル化したものであり[2], このモデルに準拠したデータベースをリレーショナルデータベースと呼ぶ. リレーショナルデータベースでは, 例えば医薬品の処方に関するデータや, 診療行為に関するデータなどを行と列の集合である表(テーブル)として取り扱う. DBMS で管理されたリレーショナルデータベースを取り扱う際には, structured query language(SQL, エス・キュー・エル)と呼ばれるリレーショナルデータベース言語をインターフェイスとしてデータ操作を行う方法が国際的な標準規格として採用されている[3].

3.2 実体関連図によるデータ構造の表示

リレーショナルデータベースに格納されたデータは, 実体関連図(entity-relationship diagram, ER 図)と呼ばれる図を用いて可視化することができる(図 3.3). 代表的な記法の一つが information engineering notation(IE 記法)と呼ばれており[4], 次のような手順で作図される.

①個々のテーブルを長方形で表現し, テーブル名を長方形の上部に記載する.

②テーブルを構成する列のうち, 行を一意に特定するために利用できる列の名前(主キー)を長方形の 1 行目に記載する. 行を特定するために複数の列の組み合わせ(複合主キー)が必要な場合には, その列名の組み合わせを長方形の 1 行目に記載する.

③主キーを除く列名を長方形の 2 行目に列記する.

④あるテーブル(テーブル A)において主キーの役割をもつ列を含むテーブル(テーブル B)について, 両テーブルを実線で結ぶ.

⑤実線の末端には, テーブル間の対応関係の多重度に応じた記号を付与する. 例えば, 「患者情報」テーブルと「医薬品」テーブルの各行は「患者 ID」で関係付けられる. 「患者情報」テーブルの 1 行は「医薬品」の複数行と関係付けられることが想定される場合, テーブル間の多重度は 1 対多であると判断する.

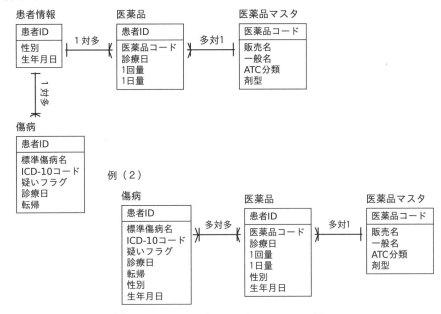

図 3.3 リレーショナルデータベースの ER 図

　データベースの構造は，設計時の考え方やデータの利用方法によって柔軟に決定することができる．例えば図 3.3 の例(1) と例(2) は，それぞれ異なるデータベースの構造を示した ER 図である．例(1) には患者情報テーブルとして個々の患者の性別と生年月日を示すテーブルが存在する．一方で例(2) では，患者情報テーブルが存在しない代わりに，傷病テーブルと医薬品テーブルに，各患者の性別と生年月日に関する列が追加されている．これらデータベースの構造上の違いにより，各テーブルに格納されるデータの量（列数や行数）や，データの検索効率など，データベースの運用において差が生じるものの，いずれの構造であってもデータベースに格納されたデータから読み取ることができる情報に違いはない．そのため，解析に用いるデータや解析の内容などをデータベース管理者と相談し，適切な構造のテーブルを作成してもらうことで，効率的に解析が行えるデータとすることも重要である．

3.3 リアルワールドデータ解析の流れ

多くの場合，RWD の解析は図 3.4 に示す流れで実施される．まずは解析の対象となるデータをデータベースより抽出する．続いて，抽出されたデータに，データの誤りや，現実的に想定されない情報を示すデータの特定などを目的とするデータの確認（データチェック）や，解析に適したデータ構造への変換（データの前処理）を行う．その上で，目的とする解析を行うためのデータセット（解析用データセット）を作成し，解析を実施する．そして得られた結果に誤りがないことを確認するため，解析プロセスの検証を行う．

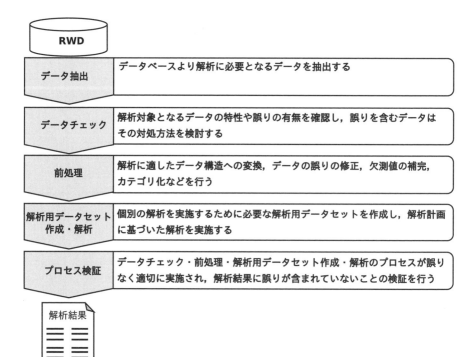

図 3.4 RWD 解析の基本的な流れ

◎◎ 3.3.1　データ抽出

　データベースからデータを抽出する工程は，①データベースより研究の対象となる患者を特定する工程と，②その患者について研究に必要なデータ項目を抽出する工程に分けることができる．①の工程は，複数の異なる研究への利用も見据えて，データベース事業者より入手可能なデータを網羅的に入手している場合に特に必要となる．そこでデータ抽出の工程で，研究の組み入れ基準や除外基準などに基づいて（複数の研究で利用するのであれば，それらを網羅するよう），データベースより研究の対象となる患者を特定する．

　②の工程では，解析対象集団について解析に必要なデータ項目をデータベースより取得する．例えばレセプトデータを用いる場合，データベース上には診療に関する情報（処方された医薬品の種類や診断された傷病名など）に加えて，診療報酬の請求に関する情報（診療行為の点数など）が格納されている．医薬品の安全性や有効性の評価を目的とした薬剤疫学研究において解析対象となるのは前者のデータであり，後者のデータは不要な場合が多い．そこで，解析に必要なデータを有する列のみ抽出することで，取り扱うデータのサイズを大きく減少させるとともに，不要なデータを誤って解析に加えてしまうことを避けることができる．

◎◎ 3.3.2　データチェック

　データチェックの工程では，データの内容を確認し，不正確なデータや不完全なデータ，現実的に想定されない情報を示すデータ，論理的に不整合のあるデータを特定する．また，特定されたデータについて，解析への影響の有無と対処方針を検討する．RWD は研究目的や研究計画とは無関係に作成・収集されるデータであり，研究への利用を想定したデータの入力や質の管理は行われていない場合が多い．医療現場におけるデータの誤入力や誤計測の結果がそのまま記録されている場合や，現場独自の運用ルールに基づいたデータ入力が行われる場合などが想定される．そのため，解析対象とするデータは事前にデータチェックを行い，想定外のデータが含まれていないことなどを確認することが重要である．ここでは，RWD を解析する前に実施することが望ましい代表的なデータチェックの内容を紹介する．

a. 件数チェック

解析に用いるテーブルごとにレコード件数や患者人数を確認し，対象となるデータの規模を明らかにすることを件数チェックと呼ぶ．件数チェックにより得られた情報に基づいて，コンピュータを用いたデータ解析にかかる時間の見積りや，解析対象とするデータの適切性，データ規模に起因する解析への影響を検討することができる．件数チェックは次のような観点について実施することが望ましい．

- 研究対象となるデータ期間における診療月別の件数
- DPC や SS-MIX などの複数のデータ種別が利用できる場合，データ種別ごとの件数
- 複数の医療機関より収集された病院情報データを用いる場合，医療機関別の件数

b. 欠測チェック

解析に用いるすべてのデータ項目については，欠測の有無とその頻度を明らかにした上で，その取り扱いについて第三者が把握・再現できるよう，明確に規定することが重要である（4.3.5 項参照）．

c. 分布チェック

数値データについては，値のとる範囲や分布を確認することが有用である．年齢や身長，体重，医薬品の処方量，臨床検査値などは，その値が現実的に想定される値の範囲内か確認し，明らかに想定されない値についてはその対応を明確に規定することが重要である（下記の論理チェックも参照）．また，臨床検査値に関するデータ項目においては，医療機関ごとに臨床検査値の分布が大きく乖離している場合なども想定される．この場合には，医療機関ごとに臨床検査値の単位が揃っているか確認した上で，ばらつきがある場合には統一的な単位系に換算するなど，データの加工の必要性を検討することが重要である．

d. 論理チェック

個々のデータについて論理的にありえない値をとっていないか確認することや，複数のデータ間の関係を踏まえてデータの整合性を確認することを論理チェック

という．例えば次のような状況が発生していないか確認し，特定された場合には
データが誤って入力されている可能性を検討した上で，その取り扱い方法を明確
に定めることが望ましい．

- ・1月0日や2月31日といった実際には存在しない日付や，明治時代や大正時
  代といった現実的には想定されない日付を示すデータ
- ・死亡日より後の手術日など，論理的にありえない順序になっているデータ
- ・負の値や現在の最高齢以上の年齢を示すデータ
- ・数値が期待される臨床検査値について「測定不可」や「＜1.0」といった文字
  を含むデータ

◎ 3.3.3　データの前処理

　データベース取扱事業者から入手したRWDは，そのままでは目的とする解析
がすぐに実施できるデータ構造にはされていない場合が多い．例えば患者情報と
医薬品の処方情報が異なる独立したテーブルに格納されている場合，患者背景別
に医薬品の処方情報を解析するためには，相互のデータをあらかじめ適切に紐づ
けておく必要がある．また，患者年齢を10歳刻みの階級で解析するためには，患
者の生年月日などをもとに任意の時点の年齢をあらかじめ算出しておく必要があ
る．データチェックにより解析に不可欠なデータ項目において欠測値が認められ
た場合，適切な処理を行う必要があるかもしれない．このように，解析に先立ち
データ構造の変換やデータの内容の変換を行うことが必要となる場合がある．本
項では，これら目的とする集計や解析を適切に実施するために必要となる事前の
データの処理を「前処理」と呼ぶ．データの前処理は，データ構造を対象とする
前処理と，データの内容を対象とする前処理に大別できる．なお，前処理として
実施するすべての処理内容は，第三者が容易に再現できるよう正確に記録するこ
とが重要である．

a.　データの構造を対象とする前処理

　データ構造を対象とする前処理は，データが意味する情報は維持しつつ，テーブ
ルの構造を変える操作をテーブル単位で行う．代表的な処理は次のとおりである．
　①複数のテーブルを連結する工程：データベース上の異なるテーブルに格納さ

れているデータ項目について，データの関連性を踏まえて 1 つのテーブルに連結する．例えば，処方された医薬品が薬価基準収載医薬品コード（薬価収載された医療用医薬品に対して厚生労働省医政局経済課が割り当てた 12 桁のコード[5]）で記録されているテーブルと，そのコードが意味する具体的な医薬品名が記録されているテーブル（「医薬品マスタ」と呼ばれることが多い[6]）が独立したテーブルとしてデータベース上に存在する場合，それぞれのテーブルを連結することで医薬品名を区別した解析が実施できる．また，患者の性別が記録されているテーブルと医薬品処方が記録されているテーブルを連結して 1 つのテーブルにすることで，患者の性別を区別して医薬品の処方状況を解析することができる．

　② 1 つの行に集約されたデータを目的に合わせて複数の行に切り分ける工程：例えば NDB に格納されている医科レセプト情報のうち医薬品の処方に関するデータが記録される医薬品レコードにおいては，算定日に関するデータとして「1 日」から「31 日」までを意味する 31 個の日付に関する列が存在する．レセプト発行月の 1 日と 15 日に算定された医薬品の回数情報は「1 日」と「15 日」の 2 列に記録され，その他の 29 列は欠測となる[7]．このようなデータの構造は，ある患者における同一医薬品の 1 カ月分の処方情報を 1 行に集約して記録できることから，テーブルの行数を大幅に節約できるという利点がある．一方で，回数という同一の情報が日付ごとに異なる列に記録されているのは，データの取り扱い上，とても面倒である．このようなデータを解析する際には，算定日に関する情報は「日付」を表す行に，「1 日」から「31 日」までに分割された回数の情報は「回数」を表す単一のデータ項目に集約することで扱いやすくできる（図 3.5）．

b.　データの内容を対象とする前処理

　データの内容を対象とする前処理は，研究計画やデータチェックの結果を踏まえて，データが意味する情報を変更する操作を列単位で行う．データチェックの結果を踏まえて誤ったデータを修正し，データの品質を高める処理は「データクリーニング（data cleaning）[8]」や「データクレンジング（data cleansing）[9]」とも呼ばれているが，本項ではこれらも前処理の一部として考える．代表的な処理は次のとおりである．

　① 数値データのカテゴリ化：解析計画に従い，年齢などの連続変数をカテゴ

患者Aに関する202X年1月における医薬品レコード

医薬品コード	1日	2日	3日	…	30日	31日
xxxx	3		3			3
yyyy			7			7
zzzz					1	

日付と回数に関する情報を集約したテーブル

患者	医薬品コード	算定日	回数
A	xxxx	202X0101	3
A	xxxx	202X0103	3
A	xxxx	202X0131	3
A	yyyy	202X0103	7
A	yyyy	202X0131	7
A	zzzz	202X0130	1

図 3.5 1つの行に集約された日付ごとのデータを複数の行(「算定日」,「回数」)に切り分けるイメージ図

リ変数に変換する.

② 日付データの変換:手術日と最終生存確認日から,手術後の生存期間を求める.

③ データチェックを踏まえたその他の変換:分布チェックで特定された外れ値の処理や,論理チェックで特定された不整合のあるデータの処理などを行う.

3.3.4 解析用データセット作成と解析

個別の解析を実施するためには,それぞれの解析に適したデータ構造を有する解析用データセットの作成が必要となる.一般的には,1患者1レコードのテーブル構造であり,そこには患者の属性,曝露やアウトカム,各種共変量の情報に対応する列が用意されることが多い.解析用データセットに必要なデータはそれを用いて実施する解析によって大きく異なることから,計画された解析に必要なデータが何かを事前に明確にした上で解析用データセットの構造をあらかじめ設

計しておくと，データの前処理も効率的に進めることができる．統計解析に関する具体的な内容については，2.6 節を参照いただきたい．

ⓒⓒ 3.3.5 **プログラム検証**

結果を公表する前には，あらかじめ計画されたとおりにすべての解析が誤りなく正しく実施されたことを検証する．SQL を用いたデータの抽出や，プログラム言語を用いた統計解析を実施した工程については，プログラムコードおよびその実行ログを改めてレビューし，文法上の誤りがないか，実行ログにエラーが出力されていないか，指定したパラメータと調査計画の内容に齟齬がないかなどを確認する．その上で，研究計画書に加えて，研究に用いたデータや前処理として実施した内容，解析に用いたプログラムなど，第三者による研究の再現が可能な資料を公開することで，研究の透明性を確保することが望ましい．

文　　　献

1) 日本規格協会. JIS X 0017:1997 情報処理用語（データベース）.
2) Codd EF. A relational model of data for large shared data banks. *Communications of the ACM* 1970; **13**(6): 377-87.
3) ISO/IEC 9075 Information technology — Database languages.
4) Song IY, Evans M, Park EK. A comparative analysis of entity-relationship diagrams. *Journal of Computer and Software Engineering* 1995; **3**(4): 427-59.
5) 厚生労働省. 薬価基準収載品目リスト及び後発医薬品に関する情報について. https://www.mhlw.go.jp/topics/2020/04/tp20200401-01.html［最終閲覧日 2020.12.1］
6) 診療報酬情報提供サービス. https://shinryohoshu.mhlw.go.jp/shinryohoshu/searchMenu/［最終閲覧日 2020.12.1］
7) 社会保険診療報酬支払基金（編）. レセプト電算処理システム 電子レセプトの作成手引き—医科—, 令和 2 年 7 月版. https://www.ssk.or.jp/seikyushiharai/rezept/iryokikan/iryokikan_02.files/jiki_i01.pdf［最終閲覧日 2020.12.1］
8) Van den Broeck J, Cunningham SA, Eeckels R, et al. Data cleaning: Detecting, diagnosing, and editing data abnormalities. *PLoS Med* 2005; **2**(10): e267.
9) Koszalinski R, Tansakul V, Khojandi A, et al. Missing data, data cleansing, and treatment from a primary study. *Comput Inform Nurs* 2018; **36**(8): 367-71.

● *Column 13*
データベースのデータチェックは必要か？

　国内のある希少がんの研究グループが全国調査を行い，世界にも類を見ない約3,000 ケースからなるデータベースを構築した．このデータベースを用いて様々な研究を実施することが計画されており，筆者は術後の放射線療法の有効性を調べる研究に参加した．研究事務局からデータを受け取って，最初に行ったことは集計・解析ではなくデータチェックである．医療統計家 2 名で独立して 1 週間かけてデータチェックを行い，データに不整合がないか検討を行った．

　その結果，以下のような状況が判明した．

　1.　入力コードが決められていない

　コードが入力担当者に十分理解されていないため空白や「−（マイナス）」，「0（0という値はないはずの項目）」が入力されている項目が多数あり，「たぶん欠測という意味なんだろうな」と想像はつくものの，欠測なのか入力のミスなのかが区別できない．男性は「1」，女性は「2」を入力するよう指定されているが，「0」が 2 件あり，女性の入力ミスなのか欠測なのかがわからない．抗体価の数値を入力する項目に，「陽性」，「30 以上」，「< 0.1」と入力されている．

　2.　再発と再燃

　手術で腫瘍を完全に取り切れるのは 90% くらいの患者であり，臨床的な興味は，手術で完全に取り切れた場合は新たな再発まで，取り切れなかった場合は腫瘍の増大が起きるまでの時間であったため，両者をあわせて再燃とし，再燃までの時間を解析することにした．しかしデータベース上の項目名は「再発」となっていたため，手術で取り切れなかった患者についてはそもそも「再発」自体が当てはまらず，再発には「あり」と入力されているものの，再発確認日には空白や「不明」が入力されていたものが 30 件ほど，また丁寧に「手術で残存巣あり」と入力されているものも 1 件あった．

　このほか画像上の最大腫瘍径と切除標本での最大腫瘍径が 1 桁異なっていて入力ミスが疑われるもの，最終生存確認日が手術日より前になっているものなど，気がついた点を研究事務局に問い合わせ，特に再発については重要な点であるので「再燃」であることを強調して再調査してもらえないか依頼を行った．残念ながら全国調査を実施してから 1 年以上経っていたため再調査は実施できなかったが，他の項目から読み替えができそうなものについて読み替えを提案し，研究事務局の了承を得てようやく解析を実施することができた．

　データベース，レジストリを構築する際には，入力するデータのコードをきちん

と定義し，各施設の入力担当者にわかりやすく説明しておく必要がある．また，データはリアルタイムにデータチェックを行い，不明な点は直ちに問い合わせを行わないと，時間が経ってからでは再調査の実施は難しいことが多い．この例のように研究目的でデータベースを構築した場合であってもデータの信頼性には様々な問題が潜んでいる．ましてや支払いや診療を目的に収集されているリアルワールドデータ（RWD）は，データ取得の詳細な方法などはデータを利用する側には不明であるため，どの程度信頼できるデータであるのかはよくわからないことが多い．

　RWD からリアルワールドエビデンスを生み出すためには，十分に信頼できる RWD でなければならないし，信頼できる RWD であったとしても，リアルワールドではデータの不備，不整合，欠測などがあるのはあたりまえのことなので，解析の前に入念にデータチェック，クリーニングを行う必要がある．

chapter 4 バ イ ア ス

4.1 バイアスとは

「バイアス」という単語を一般的な国語辞典で調べてみると，「色眼鏡」，「偏見」といった言葉が散見される．一方，疫学の専門用語としての「バイアス」の定義は，それとは少し異なっており，「結果や推論の真実からの系統的なずれ」[1)]，「内的妥当性を危うくするもの」[2)] などと定義されている．本章では，疫学におけるバイアスとして，選択バイアス，情報バイアス，交絡によるバイアスについて説明するとともに，代表的な事例を紹介する．

◎ 4.1.1 研究結果と誤差

研究からある大きさの関連（association）がみられた場合，それが真の因果関係（causal relationship）なのか，見せかけであるのか，どちらの可能性もある．もし，それが見せかけであった場合，そこには誤差（error）が生じている．研究で生じうる誤差には，偶然誤差（random error）と系統誤差（systematic error）があり，これらの誤差の影響を可能な限り減らす必要がある．

偶然誤差とは，確率的に生じる誤差であり，分散や標準誤差などのばらつきを示す指標で示される．偶然誤差は対象者を増やすことで小さくでき，統計学的な精度（precision）を高めることができる．

系統誤差とは，確率的ではない何らかの原因に基づく誤差であり，いわゆるバイアスと呼ばれる．バイアスは大きく選択バイアス，情報バイアス，交絡によるバイアスの3つに大別される．バイアスは，偶然誤差とは異なり，対象者を増やしても小さくすることはできず，適切な研究デザインや解析手法によって小さくする．

◎ 4.1.2　研究の妥当性

　研究の妥当性は内的妥当性（internal validity）と外的妥当性（external validity）に大別される．内的妥当性は，研究を行った集団の中で得られた因果関係に関する結果がどの程度真実に近いかを示すものであり，バイアスによって脅かされる妥当性は内的妥当性のほうである．一方，外的妥当性は，研究の結果をどの程度その研究に参加していない人々に適用できるかを示すものである．したがって，外的妥当性は，内的妥当性が担保されていることが前提となる．

　なお，外的妥当性は，一般化可能性（generalizability）と，外挿可能性（transportability）というさらに2つの概念に分類されることがある[3]．この2つの概念を識別するためには研究におけるターゲット集団を明確化する必要がある．ターゲット集団（target population）とは，研究において対象として想定している集団のことを意味しており，実際に研究対象となる集団は，ターゲット集団からのサンプルと考えることができる．研究対象集団の結果が，ターゲット集団全体に適応できるかどうかが一般化可能性，また，ターゲット集団以外の集団にまで外挿できるかどうかが外挿可能性である．

◎ 4.1.3　選択バイアス

　選択バイアス（selection bias）とは，研究者が研究対象者を選択する方法によって，あるいは，研究対象候補者が研究参加を決める要因によって内的妥当性が崩されて生じる結果の歪みである．これらのいずれも，その本質は，実際の研究対象者と，理論的には研究対象になるべきだった人（実際には対象にならなかった人を含む）とで，曝露とアウトカムの関係が異なることに帰属する．それにより，研究で観察される曝露とアウトカムの関連性が，研究参加の有無によって条件付けられた状態となり，研究参加の決定因子による影響と，アウトカム発生の決定因子としての影響が混在した効果となる[2]．

　選択バイアスと，後述する交絡は，しばしばオーバーラップする概念である．例えば，コホート研究において，曝露群と非曝露群の追跡開始時点における患者背景因子の分布の偏りによって生じるバイアスは，選択バイアスと呼ばれることがある．しかし，本書においては，他の成書と同様[2]，それは交絡の例として扱う．また，学問領域によっても称され方が異なり，例えば経済学領域においては，

交絡のことを選択バイアスと呼んでいるようである[4].

⑩ 4.1.4 情報バイアス

　情報バイアス（information bias）とは主に，曝露やアウトカムなどの解析に用いる情報の測定誤差（measurement error）に起因するバイアスのことをいう[2]．曝露あるいはアウトカムがカテゴリー変数の場合は誤分類（misclassification）や分類誤差（classification error）と呼ばれることが多い．誤分類が他の変数の値に依存せずに発生している場合は「偏りのない誤分類」（non-differential misclassification），他の変数の値に依存して起こる場合を「偏りのある誤分類」（differential misclassification）という．また，誤分類が他の変数の誤分類と関連している場合を「従属誤分類」（dependent misclassification），関連していない場合を「独立誤分類」（independent misclassification）という[5].

　一般的に医療情報データベースを用いた薬剤疫学研究では，レセプト情報などの情報を用いて曝露，アウトカム，共変量を特定しているため，一定の割合で誤分類が生じていることが多い．曝露もアウトカムも二値変数のカテゴリー変数である場合に，曝露でもアウトカムでも偏りのない誤分類が起きていて，独立な誤分類の場合，曝露とアウトカムの関連を薄めることが知られている．それ以外の場合においては，曝露やアウトカムの誤分類が結果に与える方向性は状況に依存する．なお，一般的に，研究に用いるアルゴリズムについては，その妥当性をバリデーション研究で確認してから用いられることが望ましい（2.5.4 項 f 参照）．また，誤分類が生じていることが推測されるのであれば，感度解析などにおいて，アウトカム定義の条件を変更し，結果の頑健性を確認することが推奨される（2.6.5 項参照）．

⑩ 4.1.5 交絡によるバイアス

　交絡とは曝露群と非曝露群が比較可能でないことであり，曝露群がターゲット集団である場合，曝露群が曝露を受けなかった場合の仮想的なアウトカム発生頻度と，非曝露群のアウトカム発生頻度が異なることである（4.3.1 項 b 参照）．交絡を引き起こす何らかの要因を交絡要因（confounder）といい，交絡要因は次に挙げる 3 つの必要条件を満たしている（図 4.1）．

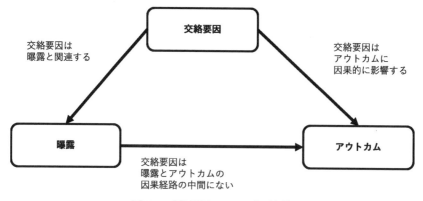

図 4.1 交絡要因の 3 つの必要条件

・アウトカムに因果的に影響する

・曝露と関連する

・曝露とアウトカムの因果経路の中間にない

　注意すべきこととして，この 3 条件は必要条件であるが十分条件ではないため，これらを満たす要因のすべてが交絡要因になるとは限らない．交絡は特定の曝露とアウトカムの関係を歪めるため，交絡要因とアウトカムの 2 変数間だけ，あるいは交絡要因と曝露の 2 変数間だけで生じるものではない．

　交絡の対処方法として，研究デザインによる交絡制御と，解析による交絡調整がある．研究デザインによる交絡制御の方法としては，限定，マッチング，ランダム化，また，解析で調整する方法としては層別解析，回帰モデルなどがある[6]．各方法論に関する詳細については 4.3 節にて解説する．

4.2　薬剤疫学研究でよくみられるバイアス

⓪ 4.2.1　既存処方者バイアス

　薬剤疫学研究で特に気を付けたい選択バイアスの例として，既存処方者バイアス（prevalent user bias）を紹介する．これは，追跡開始前からすでに研究対象とする医薬品を使用していた人（既存処方患者，prevalent user）を曝露群に含めてしまうことによって引き起こされるバイアスのことである[7]．既存処方患者は，それま

で副作用が生じなかったから薬を飲み続けられている人である．曝露群に副作用が起こりにくい人々が選択的に含まれていることから，選択バイアスが生じていることになる．

これに対処する方法は，曝露群に既存処方患者を含めない，新規使用者に限定することである（2.5.1 項参照）．また，既存処方患者を除外せずに，それまでの処方期間を交絡要因として考慮する方法などもある．

ホルモン補充療法と心血管イベント

2000 年代に入る以前より，ホルモン補充療法（hormone replacement therapy: HRT）による心血管イベントの発生リスクを低下させることを示唆する複数の大規模な観察研究結果が報告されていた．しかし，ランダム化臨床試験（Women's Health Initiative: WHI）によってその結果は否定され，むしろ HRT により心血管イベントの発生リスクが上昇する可能性が示唆された[8〜10]．

後に，これらの観察研究とランダム化比較臨床試験で結果が食い違った原因の一つとして，既存処方者バイアスの可能性が挙げられた[11]．つまり，観察研究（コホート研究）の追跡開始時点での曝露群の多くが新規ではない，既存の HRT 治療患者（それまで副作用が生じなかったから薬を飲み続けられている人）であったために，曝露群の心血管イベントの発生リスクが本来よりも小さく推定されてしまったというわけである．

この後，既存の HRT 治療患者を曝露群から除く新規処方使用者デザインを用いるとランダム化比較臨床試験の結果に近づくことが示された[12]．そして，この事例をきっかけに，薬剤疫学研究において新規使用者デザインが普及することとなった．なお，WHI のランダム化比較臨床試験の結果が報告された後に，さらにそのデータを用いた追加の解析結果や，他の臨床試験結果などから，現在では閉経後年数や患者の年齢などによって HRT による心血管イベントの発生への影響が異なることが知られている[13]．

◎ 4.2.2 不死時間の誤分類

RWD を用いた薬剤疫学研究で気を付けたい情報バイアスの例として，不死時間（immortal time）バイアスを紹介する．不死時間とは，コホート追跡中の情報

を用いて曝露定義をすることによって生じる，研究対象のアウトカム（代表例として死亡）が理論的に起こりえない期間のことをいう[14].

　例えば，ある患者をコホート追跡中の新たな薬の処方をもとに曝露群に分類する研究計画を立てた場合，患者は新たな薬を処方されるまで少なくとも生存している必要があり，この期間が不死時間である．もし，この不死時間を曝露群の追跡期間に誤分類してしまうと，曝露群のアウトカム発現頻度は過小評価され，結果的に曝露群のほうが非曝露群に比べて本来よりリスクが低く見えてしまう．これが，不死時間バイアスである．対処方法としては，曝露群と非曝露群を追跡開始日時点の情報を用いて定義し，その後の曝露状況の変化を無視する intention-to-treat 解析を行うことが基本となる．また，下記の事例のように，曝露と非曝露の定義のために一定期間の観察が必要な場合には，ある一定期間イベントを生じなかった人々の中で曝露群と非曝露群を定義し，一定期間経過した時点から追跡開始とする「ランドマーク解析」も一つの選択肢である．別の対処法として，追跡開始日以降の曝露・非曝露の状態が変化することを解析で考慮する方法もとりうるが，その際は時間依存性の曝露状態の変化を G-methods などの方法を用いて解析する必要がある（4.3.6 項 b 参照）.

吸入ステロイドと死亡

　カナダ・オンタリオ州にある病院の退院情報データベースを用いたコホート研究では，対象集団は慢性閉塞性肺疾患（COPD）で入院し生存退院した患者とし，退院日を追跡開始日として，追跡開始から 90 日以内に吸入ステロイドの処方があれば曝露群，なければ非曝露群とし，追跡開始から最長で 1 年間追跡したときの死亡割合を 2 群間で比較した．その結果，非曝露群に比べて曝露群では死亡のリスク比（95%信頼区間）が 0.71（0.65–0.78）となり，吸入ステロイドにより死亡リスクが低減されると結論された[15].

　この研究の問題点は，退院日を追跡開始日としているにもかかわらず，追跡開始日から 90 日間の曝露の有無で群分けをしている点である．これにより，曝露群に含められた患者の，追跡開始から曝露（吸入ステロイド処方）までの時間が不死時間となる．その結果，曝露群には曝露するまで生き延びた人が入りやすく，非曝露群には退院後すぐに亡くなった人が入りやすくなることで，曝露群は非曝

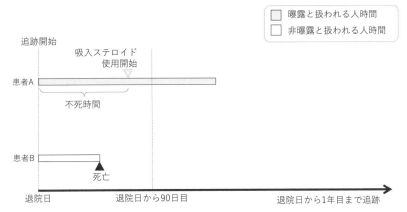

図 4.2　不死時間バイアスの例

対象集団を慢性閉塞性肺疾患の入院患者，追跡期間を当該入院の退院日から最長 1 年間，曝露群と対照群の定義を，退院日から 90 日以内に吸入ステロイドの使用があった患者となかった患者と定義した場合に，各群の発生割合を比較したリスク比を算出してしまうと，本来は非曝露の人時間である不死時間を誤って曝露の人時間として扱うことになる（誤分類）．その結果，曝露群の死亡割合が低く，かつ，非曝露群の死亡割合は高く見積もられ，あたかも吸入ステロイドの使用が死亡リスクを下げているように見える．

露群に比べて本来よりも死亡の割合が低く見えてしまう（図 4.2）．

　この不死時間バイアスに対する対処方法として，曝露群と非曝露群の追跡開始日を退院日とする代わりに，退院後 90 日目からにするランドマーク解析がある．これにより曝露群と非曝露群ともに追跡開始から最低 90 日間生存した患者だけが対象集団に含まれ，実質的に曝露群から不死時間が取り除かれたことになる．なお，不死時間を曝露群から除外してしまうこと（曝露群は吸入ステロイド処方日から追跡し，非曝露群は退院日から追跡すること）は選択バイアスを生み出すといわれており，推奨されていない[16,17]．

　別の対処法として，退院日以降の曝露・非曝露の状態が変化することを解析で考慮し，不死時間を非曝露の追跡期間として扱えるよう，曝露を時間依存性変数として評価する方法がある．カナダ・サスカチュワン州のデータベースを用いて上記と同じリサーチクエスチョンに対して実施された研究において，追跡開始から曝露開始までの期間（不死時間）を曝露の人時間として扱った場合の調整ハザード比（95%信頼区間）は 0.69（0.55–0.86）であったのに対し，曝露を時間依存性変数とし

て不死時間を非曝露の人時間とみなした場合の調整ハザード比は 1.00（0.79-1.26）となり，曝露群と非曝露群での死亡率に差がみられなかった[18]．

⓪⓪ 4.2.3 曝露判定期間バイアス

曝露判定期間バイアス（time-window bias）は，ケース・コントロール研究において，ケースとコントロール群での曝露判定期間が等しくないことにより生じるバイアスである．例えば，ケース群ではケース発現日から過去に遡って曝露の有無を調べるのに対し，コントロール群では観察期間終了時から過去に遡って曝露の有無を調べる研究計画を立てた場合，コントロール群のほうがケース群よりも曝露判定期間が長く，曝露が同定される可能性が高まることで，曝露がアウトカムを抑制する方向にバイアスを生じてしまう．

このバイアスの回避方法としては，ケース群とコントロール群間での曝露判定期間を統一することである[19]．例えば，ケースが発生するたびに，コントロールを人-時間サンプリング（density sampling）に基づいて時点マッチングにより選択し，マッチされた時点から遡って曝露の有無を判断すれば，ケースとコントロールの曝露判定期間は同程度になることが期待できる．

スタチンと肺がん

米国の退役軍人データベースを用いて，1998 年 10 月～2004 年 6 月にデータベースに登録されている 483,733 人を対象集団とし，その中で，肺がんの診断があった 7,280 人をケース，それ以外の 476,453 人をコントロールとした．ケースについては肺がん診断日から最大 1998 年 10 月まで遡り，また，コントロールについては観察終了日から最大 1998 年 10 月まで遡ってスタチン曝露の有無を確認した．その結果，6 月間以上のスタチン使用後の肺がんリスクが，非使用に比べて，調整オッズ比（95%信頼区間）は 0.45（0.42-0.48）となり，スタチンが肺がん発生リスクを下げると結論された[20]．

この研究の問題点は，ケースは肺がん発現日から過去に遡って最長 1998 年 10 月までが曝露判定期間であるのに対し，コントロールは，退役軍人の保険に加入している限り，データベースの全データ期間が曝露判定期間になっている点である．したがって，コントロールのほうがスタチンへの曝露を判断する期間がケー

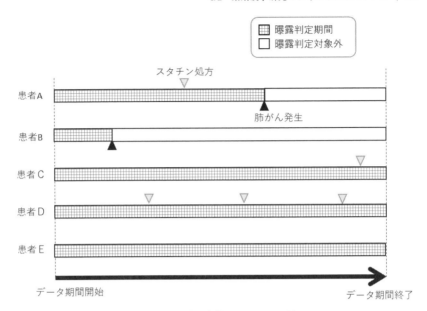

図 4.3 曝露判定期間バイアスの例

データベース期間内で肺がん発生した患者をケース，それ以外をコントロールとして，ケースは発生時点からデータ期間開始まで遡ってスタチン処方の有無を判定．コントロールはデータ期間全体からスタチン処方の有無を判定した場合，ケース（患者 A，B）のほうが，コントロール（患者 C，D，E）よりも曝露判定期間が短くなってしまう．その結果，コントロールのほうがスタチンに曝露する確率が高くなるため，あたかもスタチンを使用したほうが肺がん発生リスクを下げられているかのように見える．

スに比べて圧倒的に長く，曝露を同定される可能性が高まるため，本来よりもスタチン曝露が肺がん発生を抑制しているかのように見えてしまう（図 4.3）．

Suissa らは，英国 GPRD を用いて同じリサーチクエスチョンに対して再検討を行ったところ，先述の誤った研究の方法で実施した場合，粗オッズ比 0.66（0.58–0.76），調整オッズ比 0.62（0.55–0.71）となり，スタチンによる肺がん予防効果が同様に示唆された．一方，時点マッチングによりケース 1 人に対してコントロール 10 人をランダムに選択してオッズ比を算出したところ，粗オッズ比 1.10（0.96–1.26），調整オッズ比が 0.99（0.85–1.16）となり，スタチン曝露と肺がん発生に関連はみられなかった[19]．この結果から，やはり曝露判定期間バイアスがスタチンと肺がんの見せかけの関連につながっていたことが示唆された．

◎◎ 4.2.4 適応による交絡

薬剤疫学研究において特に気を付けたい交絡は，医薬品の適応による交絡（confounding by indication）である．適応バイアス，重症度による交絡などと呼ばれることもある．適応による交絡は，曝露群と非曝露群（ある薬剤を処方される患者とされない患者，あるいは，A 薬を処方される患者と対照薬 B 薬を処方される患者）の患者背景，例えば基礎疾患の有無または重症度が異なることにより，薬剤とアウトカムの間に見かけ上の関連が生じてしまうことを指す．

高血圧治療薬と虚血性心疾患

スウェーデン・マルメ市で実施された高血圧治療による虚血性心疾患の予防効果の評価を目的としたコホート研究では，住民のうち 1982 年時点で生存していた 1914 年生まれ（68 歳）の男性 484 人を対象集団として，虚血性心疾患イベント（心筋梗塞，あるいは慢性虚血性心疾患による死亡）を 10 年間追跡した．その結果，高血圧治療薬服用者は，非服用者に比べて虚血性心疾患の調整後ハザード比（95%信頼区間）は 1.9（1.0–3.7）であった．さらに拡張期血圧によるサブグループ解析において，90 mmHg 未満では 3.8（1.3–11.0），90 mmHg 超では 1.1（0.5–2.6）であった．本研究の結論として，高血圧治療は，拡張期血圧 90 mmHg 未満の高齢男性の心筋梗塞のリスクを上昇させると報告されている[21]．

この研究において適応交絡が考えられる所以は，一般集団を対象集団として，高血圧治療薬の服用がある人々を曝露群，服用がない人々を非曝露群として，この 2 群を比較している点である．このとき，そもそも曝露群は高血圧であり，非曝露群は高血圧ではない．この研究において適応交絡が調整しきれていない理由として，まず，集団全体での解析において，数多くの背景因子（拡張期血圧，収縮期血圧，心筋梗塞の既往，その他の虚血性心疾患の有無，間欠性跛行の有無，脳血管イベントの既往，高コレステロール血症の有無，高トリグリセリド血症の有無，血清クレアチニン濃度上昇の有無，糖尿病の有無，肥満，5 年以上の高血圧歴の有無，強心配糖体の服用の有無，喫煙歴）がモデルに含められているものの，統計解析だけでは曝露群（全員が高血圧患者）と非曝露群（多くが非高血圧患者）の高血圧による適応交絡を十分に取り除けていない，すなわち残差交絡が残っている可能性が高い．実際，拡張期血圧 90 mmHg 超のサブグループ，すな

わち全員が高血圧と考えられる集団に絞ると，調整後ハザード比1.1（95%信頼区間 0.5–2.6）と高血圧治療薬は心筋梗塞のリスクを上昇させていない．これは，高血圧という大きな適応交絡が，拡張期血圧 90 mmHg 超という集団に限定することで取り除かれたことを意味している．逆に，拡張期血圧 90 mmHg 未満のサブグループでは，曝露群（定義上は全員が高血圧患者）と非曝露群（多くが非高血圧患者）の高血圧による適応交絡の影響を大きく受けている可能性が高く，統計解析ではやはり取り除くことが難しいため，調整後ハザード比 3.8（95%信頼区間 1.3–11.0）と大きなハザード比になってしまっている可能性が高い．以上から，上述の研究の結論である「90 mmHg 未満の患者への高血圧治療が心筋梗塞のリスクを上昇させる」というのは正しくない可能性が高い．

文　　献

1) Porta M（編），日本疫学会（訳）. 疫学辞典 第 5 版. 日本公衆衛生協会，2010.
2) Rothman KJ, Greenland S, Lash TL. *Modern Epidemiology*, 3rd edition. Lippincott Williams & Wilkins, 2008.
3) Westreich D, Edwards J, Lesko C, et al. Target validity and the hierarchy of study designs. *Am J Epidemiol* 2019; **188**(2): 438-43.
4) 橋本英樹，泉田信行（編）. 医療経済学講義 補訂版（日本語）. 東京大学出版会，2016.
5) Lash TL, Fox MP, Fink AK. *Applying Quantitative Bias Analysis to Epidemiologic Data*, Springer, 2009.
6) Greenland S, Robins JM, Pearl J. Confounding and collapsibility in causal inference. *Stat Sci* 1999; **14**: 29-46.
7) The European Network of Centres for Pharmacoepidemiology and Pharmacovigilance (ENCePP). Guide on Methodological Standards in Pharmacoepidemiology ver 7, 2018.
8) Wassertheil-Smoller S, Hendrix SL, Limacher M, et al. Effect of estrogen plus progestin on stroke in post-menopausal women. The Women's Health Initiative: A randomized trial. *JAMA* 2003; **289**: 2673-84.
9) Hendrix SL, Wassertheil-Smoller S, Johnson KC, et al.; WHI Investigators. Effects of conjugated equine estrogen on stroke in the Women's Health Initiative. *Circulation* 2006; **113**: 2425-34.
10) Cushman M, Kuller LH, Prentice R, et al. Women's Health Initiative Investigators. Estrogen plus progestin and risk of venous thrombosis. *JAMA* 2004; **292**: 1573-80.
11) Ray WA. Evaluating medication effects outside of clinical trials: new-user designs. *Am J Epidemiol* 2003; **158**(9): 915-20.
12) Hernán MA, Alonso A, Logan R, et al. Observational studies analyzed like randomized experiments: an application to postmenopausal hormone therapy and coronary heart disease. *Epidemiology* 2008; **19**(6): 766-79.
13) 日本産科婦人科学会・日本女性医学学会. ホルモン補充療法ガイドライン 2017 年度版.
14) Suissa S. Immortal time bias in pharmaco-epidemiology. *Am J Epidemiol* 2008; **167**(4): 492-9.

15) Sin DD, Tu JV. Inhaled corticosteroids and the risk of mortality and readmission in elderly patients with chronic obstructive pulmonary disease. *Am J Respir Crit Care Med* 2001; **164**: 580-4.

16) Lévesque LE, Hanley JA, Kezouh A, et al. Problem of immortal time bias in cohort studies: example using statins for preventing progression of diabetes. *BMJ* 2010; **340**: b5087.

17) Suissa S. Immortal time bias in observational studies of drug effects. *Pharmacoepidemiol Drug Saf* 2007; **16**(3): 241-9.

18) Suissa S. Effectiveness of inhaled corticosteroids in chronic obstructive pulmonary disease: Immortal time bias in observational studie. *Am J Respir Crit Care Med* 2003; **168**(1): 49-53.

19) Suissa S, Dell'aniello S, Vahey S, Renoux C. Time-window bias in case-control studies: Statins and lung cancer. *Epidemiology* 2011; **22**(2): 228-31.

20) Khurana V, Bejjanki HR, Caldito G, et al. Statins reduce the risk of lung cancer in humans: A large case-control study of US veterans. *Chest* 2007; **131**(5): 1282-8.

21) Merlo J, Ranstam J, Liedholm H, et al. Incidence of myocardial infarction in elderly men being treated with antihypertensive drugs: Population based cohort study. *BMJ* 1996; **313**(7055): 457-61.

4.3 交絡への対処

薬剤疫学研究の主な目的は医薬品の有効性あるいは安全性を評価すること，すなわち，医薬品とイベント発生の因果関係を評価することである．本節では，近年発展が目覚ましい統計的因果推論に基づき，観察研究のデータから因果効果を推定する方法を概説する．

4.3.1 因果推論の基礎

a. 潜在アウトカム

薬剤疫学研究の例として，抗菌薬の肝障害発症リスクを評価する状況を考えよう．ある患者Aさんが抗菌薬を服用し，3日後に肝障害を発症したとする．もし，過去に遡ることが可能であり，Aさんが抗菌薬を服用しなかったとして，3日後に肝障害を発症しなかったとする．この場合，Aさんの抗菌薬服用と肝障害発症に因果関係があると考えることができる．一方で，別の患者Bさんが抗菌薬を服用し，3日後に肝障害を発症したとする．同様に，過去に遡ってBさんが抗菌薬を服用しなかったとしても，3日後に肝障害を発症したとする．この場合，Bさんの抗菌薬服用と肝障害発症には因果関係はないといえる．

次に，上記の例を数式で表すために，まず抗菌薬服用を示す変数として二値変数 X を用意しよう．$X=1$ のとき抗菌薬「服用あり」であり，$X=0$ のとき「服用

なし」であることを意味する. さらに, 3 日後の肝障害発症の有無を示す二値変数 Y を用意する. $Y=1$ のとき「肝障害発症あり」を示し, $Y=0$ のとき「発症なし」を意味する. そして, 前段落の「A さんが抗菌薬を服用し, 3 日後に肝障害を発症した」状況を $Y_A(x=1)=1$ により示す. この Y の右下の A は, A さんの Y であることを示しており, カッコ内の $x=1$ は抗菌薬服用ありの場合の Y であることを示している. 同様に, 「A さんが抗菌薬を服用しなかったとして, 3 日後に肝障害を発症しなかった」状況は, $Y_A(x=0)=0$ と示すことができる. 全く同じように, B さんの状況は $Y_B(x=1)=Y_B(x=0)=1$ で表すことができる.

ここで, A さんが「抗菌薬を服用した場合は肝障害を発症する」,「抗菌薬を服用しなかった場合は肝障害を発症しない」ということは抗菌薬を飲む前から潜在的に決まっているとする. このような「元から決まっている潜在的なアウトカム」のことを潜在アウトカム (potential outcome) と呼ぶ. X の Y に対する因果効果は, 曝露状態が異なる潜在アウトカム $Y(x=1)$ と $Y(x=0)$ の比較により評価できる. 上記の A さんの場合, $Y_A(x=1) \neq Y_A(x=0)$ であり, この比較から「A さんの抗菌薬服用と肝障害発症に因果関係がある」ことが示される. 同様に, B さんの場合, $Y_B(x=1)=Y_B(x=0)$ であることから,「B さんの抗菌薬服用と肝障害発症には因果関係はない」ことがわかる. しかし, A さんは実際には抗菌薬を服用したため $Y_A(x=1)=1$ のみが観測され, $Y_A(x=0)=0$ という状況は観察されない. つまり, このような潜在アウトカムは実際に起きた X に対応した一方しか観察されないため, 個人内での因果効果は実際に評価することができない[1].

b. 比較可能性に基づく交絡 (confounding) の定義

個人内での因果効果が評価できないのであれば, 集団での平均的な因果効果をなんとか評価できないだろうか. あるグループ C の全員が抗菌薬を服用した場合の潜在アウトカムの平均を $E_C[Y(x=1)]$ と書く. Y が二値変数のとき, この平均値自体を集団におけるリスクと解釈できる. C の全員が服用しなかった場合の潜在アウトカムの平均は $E_C[Y(x=0)]$ となる. 個人内での比較と同様に, $E_C[Y(x=1)] \neq E_C[Y(x=0)]$ であれば集団における Y に対する X の因果効果があるといえる. しかし, C の全員が実際は抗菌薬を服用していたとすると, $E_C[Y(x=0)]$ は観測できない. そのため, C と似ていて, かつ抗菌薬を服用していない別のグ

ループ D の結果 $E_D[Y(x = 0)]$ を $E_C[Y(x = 0)]$ の代用として用いるのが現実的である．しかし，もし $E_C[Y(x = 0)] \neq E_D[Y(x = 0)]$ であった場合，つまり，どちらのグループも曝露を受けていないのに結果が異なっている場合，C と D の間の比較可能性がないことになり，C と D を比較した観測結果から集団における因果効果を推定することができない．$E_C[Y(x = 0)] \neq E_D[Y(x = 0)]$ となることを「交絡がある」と定義する[2]．この定義は，比較可能性（交換可能性）[comparability (exchangeability)] に基づく交絡の定義である．

ここで，交絡要因を L とする．L はただ一つの変数でもよく，複数の変数を含んでもよい．本節では，特に説明がない限り，曝露 X や L は研究期間を通して状態が変わらないこととし，アウトカム Y は各患者について一度だけ観測されるものとする．また，本項では興味のある因果効果は因果リスク差 $E[Y(x = 1)] - E[Y(x = 0)]$ とするが，因果リスク比や因果オッズ比など他の効果指標についても同様に考えることができる．

c. 因果効果推定に必要な条件

観測されたデータから因果効果を推定するために，以下に述べる 3 つの識別可能条件（identifiability conditions）を満たすことが前提となる[3]．

(i) **条件付き交換可能性**（conditional exchangeability）　X とすべての L に対し，L で条件付けたもと（L が同じ値のグループの中）で，潜在アウトカム $Y(x)$ と曝露 X が独立である（関連がない）こと．アウトカムと曝露に関係がないという条件は奇妙に聞こえるが，潜在アウトカムは実際に曝露を受ける前から決まっているものなので，ある種の背景因子と捉えることができる．この条件は，L 以外に未測定の交絡要因がないことを示しており，「no unmeasured confounder」と呼ばれる場合もある．

(ii) **正値性**（positivity）　すべての L に対し曝露群，非曝露群ともに少なくとも 1 人は存在すること．例えば，性別が交絡要因である場合，男性では曝露群，非曝露群の対象者が存在するが，女性では曝露群のみしか対象者がいなければ，性別による交絡は排除できず，平均因果効果の推定はできない．

(iii) **一致性**（consistency）　実際に受けた曝露が $X = x$（例えば $x = 1$ であれば曝露あり）であるとき，潜在アウトカム $Y(x)$ と，実際に観測されたアウトカム

Y が同一であること．A さんは抗菌薬を服用したので，$Y_A = Y_A(x = 1)$ ということである．研究の中で曝露 X がきちんと定義されていなければ，この条件は満たされない可能性が高い．例えば，興味のある曝露が適切量の抗菌薬の処方であるのに，単に抗菌薬の処方の有無で曝露を定義したとする．このとき，もし曝露群の中に過剰量で抗菌薬を処方された患者がいた場合，その患者および曝露群の観測値から，興味のある効果を推定することはできない．

● *Column 14*
疫学研究で評価できるのは因果関係ではなく関連だけなのか？

　ランダム化臨床試験とは異なり，疫学研究は様々なバイアスや未測定の交絡要因の影響を受けやすいと考えられている．そのため，疫学研究の結果から導かれるのは曝露とアウトカムの関連（association）であり，因果（causation）を評価することはできないとされてきた．疫学者は論文執筆や学会発表の際に因果を示唆する表現を避け，関連という表現を使うように教育されている．疫学研究を取り扱うジャーナルの編集者や査読者も，因果を示唆する記述を過剰な示唆と捉える傾向にある．

　このような状況に対し異を唱えたのが，米国ハーバード大の Miguel Hernán である．Hernán は，上記のような「因果を示唆する表現を過剰に避けること」が疫学研究の発展を妨げていると考え，「関連」と「因果」という表現を適切に使うことを主張した[1]．

　因果推論の文脈では，「関連の指標」とは，交絡要因の影響を考慮しない未調整の指標のことを指す．一方で，「因果の指標」とは 4.3 節で記述したような方法で，すべての交絡要因の影響を取り除いた調整済みの指標を指す．Hernán は，もし研究者が本当に「関連」に興味があるのであれば，交絡要因の調整は必要ないだろうと述べている．回帰モデルなどを用いて交絡要因の影響を調整する行為は，研究者が（できる限り）「因果の指標」を推定しようとしていることに他ならない．

　つまり，いわゆる分析疫学研究の主な目的は，あくまで曝露とアウトカムの因果関係を評価することであり，決して関連を評価することではない．薬剤疫学領域でも，医薬品と有害事象の単なる関連に興味のある薬剤疫学者は多くないであろう．

　Hernán は適切にデザインされた疫学研究であれば，十分「因果関係」を評価可能であるという考えに基づき，以下を推奨している．

　① 論文のタイトルと序文では，因果を示唆する用語を適切に用い，研究の目的

を明確にすべきである.

② 方法では,「関連の指標」から「因果の指標」を得るために,どのような研究デザインや統計解析法（交絡調整法）を用いたかを記述する.

③ 考察では,得られた解析結果を「因果の指標」として解釈するための課題や限界について述べる.

これらの推奨は単なる用語の使い方ではなく,観察研究の質を向上させる示唆を含んでいる.①は研究者が興味のある「因果」,すなわち興味のある「因果効果」を明確にする重要性を示唆している.②は興味のある「因果効果」を得るために,適切な研究デザインや統計解析法を用いる重要性を示している.そして③は,得られた結果を適切に解釈する重要性を示している.これらの手順は,訓練された疫学者であれば誰でも行っていることだが,「因果」についての表現を適切に使うことでこれらを明確化できるという主張である.

この推奨は一般的に受け入れられているものではなく,現状ではあくまで Hernán の主張に過ぎない.ただ,疫学研究の本来の目的は何なのか,を問いかける点でその意義は大きいと考えられる.紹介した論文には多くのコメントがつき,紙面上で研究者間の興味深い議論が展開されている.上記論文の PubMed ページにリンクが紐づけられているので,興味のある読者は是非参照していただきたい.

文　　　　　献

1) Hernán MA. The C-Word: Scientific euphemisms do not improve causal inference from observational data. *Am J Public Health* 2018; **108**(5): 616-9. doi:10.2105/ajph.2018.304337

4.3.2 研究デザインによる交絡制御

研究デザインの段階の交絡制御法として限定およびマッチングを説明する.

a. 限定（restriction）

曝露群と非曝露群の対象者のうち,交絡要因 L が特定の値 $L=l$（例：男性）である集団のみを抽出し,解析対象集団とする方法を,限定と呼ぶ.対象者の限定を行った場合,曝露群と非曝露群の L の値はすべて l となるため,L による交絡は発生しない.そのため,曝露群と非曝露群の観測されたリスクの値から,因果リスク差を推定できる.限定はシンプルかつ強力な交絡制御法であるが,交絡要因 L の値が l 以外の集団に研究結果を適用することはできない.また,当然 $L=l$

である対象者以外は解析に寄与しないため，解析対象人数が少なくなる可能性がある．

b. マッチング（matching）

ここではコホート研究のマッチング，すなわち曝露群に非曝露群（あるいは対照薬群）をマッチさせることを想定する[*1]．マッチングの手順として，曝露群の対象者と交絡要因 L の値が同じである非曝露群の対象者を同定し，それらをマッチドセット（matched set）とする．それぞれのマッチドセットを層とした層別解析を行うことで，L による交絡を排除した推定が可能になる[5]．マッチングを行うことで，マッチング後の集団で観測された値から曝露群の因果リスク差を推定できる．

上記の手順において，マッチング相手が見つからない対象者は解析から除外されることになるが，（マッチング前の）曝露群より非曝露群が多い状況下で，すべての曝露群に対してマッチング相手が見つかった場合，コホート集団の L の分布は曝露群と同じになる．そのため，推定される効果は曝露群全員における効果となる．もし曝露群にマッチング相手が見つからない対象者がいる場合，推定される効果は曝露群全員における効果ではなく，たまたまマッチング相手の見つかった集団における効果となる．このような場合，効果が推定される集団を明確に定義することが難しくなる[3]．また，マッチングを行う L の数が多くなると，マッチング相手が見つからない場合が多くなり，解析対象集団の人数が減少する．

4.3.3 統計解析による交絡調整

統計解析の段階の交絡調整法として層別解析と回帰モデルについて説明する．

a. 層別解析（stratified analysis）

解析対象集団を，L の値が同じである複数のサブグループに分けることを想定する．このようなサブグループを「L の値に基づく層」と呼び，L を層別因子と呼ぶ．4.3.2 項 a で述べたように，交絡要因 L の値が同じである集団では L による交絡は存在しないため，各層の観測値から，各層における因果リスク差が推定で

[*1] なお，症例対照研究のマッチングの目的は交絡制御ではなく効率化である[4]．

きる. この場合の興味のある集団では L が様々な値をとるため, それぞれの層における因果リスク差を統合する必要がある. この統合法には大きく分けて2つの方法がある.

1つめはそれぞれの層における X の効果がすべて同じ (効果の共通性) という仮定に基づいて各層の推定結果を統合する方法であり, Mantel-Haenszel 法などの手法が提案されている.

2つめの方法は標準化 (standardization) と呼ばれ, 層の人数に対応した重みをそれぞれの層の推定結果に与えた上で統合を行う. この重みを操作することで, L の分布を興味のある集団 (コホート全体, 曝露群, 非曝露群など) に揃えることが可能となる. この L の分布の元となる興味のある集団を, ターゲット集団と呼ぶ. 層別因子 L の数が多くなると, それぞれの層の人数が減少し, 推定精度の低下を招く. なお, 標準化を行う際には, 効果の共通性の仮定は不要である.

b. 回帰モデル (regression model)

医療情報データを利用した RWD 研究では, 多数の共変量の影響を考慮したい場合が多い. 層別解析を行えないほど各層の人数が少ない場合, すべての層のアウトカムの期待値 $E[Y|X, L]$ を, 一括して何らかの統計モデルで近似することを考える. Y の後の "|" は右側の変数の値で条件付けたときの Y の期待値を示しており, 条件付き期待値と呼ぶ.

回帰モデルの一例として線形二項回帰モデル (係数をリスク差と解釈できる回帰モデル) を想定し, $E[Y|X, L] = P(Y|X, L) = \beta_0 + \beta_X X + \beta_L L$ とする. 曝露 X の係数 β_X は, この等式に $X=1$ を当てはめたものから $X=0$ を当てはめたものを差し引くことにより, $E[Y|X=1, L=l] - E[Y|X=0, L=l] = \beta_X$ と表せる. 曝露群と非曝露群が比較可能かつ, 一致性が満たされれば, $E[Y|X=1, L=l] - E[Y|X=0, L=l]$ $= E[Y(x=1)|L] - E[Y(x=0)|L]$ であり, 解析対象集団に回帰モデルを当てはめた結果として推定された値 $\hat{\beta}_X$ は, 因果リスク差の推定値となる. ただし, このときすべての共変量の層での効果の共通性が仮定されていることに注意してほしい.

一方, 回帰モデルを用いて標準化を行うことも可能である. N 人からなる曝露群 C の対象者 i の観測値を (x_i, y_i, l_i) とする. このとき, 上記回帰モデルで推定さ

れた係数の値 $\hat{\beta} = (\hat{\beta}_0, \hat{\beta}_X, \hat{\beta}_L)$ を用いることで,曝露群 C の全員が曝露されていた場合の周辺期待値の推定値 $\hat{E}[Y_C(x=1)] = \frac{1}{N}\sum_{i=1}^{N}(\hat{\beta}_0 + \hat{\beta}_X + \hat{\beta}_L l_i)$ と,曝露群 C 全員が非曝露であった場合の周辺期待値の推定値 $\hat{E}[Y_C(x=0)] = \frac{1}{N}\sum_{i=1}^{N}(\hat{\beta}_0 + \hat{\beta}_L l_i)$ が計算できる.この 2 つの期待値(の推定値)の差は,回帰モデルによって標準化された因果リスク差として解釈できる.ただし,回帰モデルを用いた標準化といっても特別なことをしているわけではなく,効果の共通性の仮定が成立している場合(効果指標の修飾がない場合)は周辺期待値の推定値の差は β_X に一致する.周辺期待値の推定値はどのようなモデルを用いて推定してもよく,ロジスティック回帰を用いた標準化により,因果リスク差や因果リスク比を推定することも可能であるし[6],曝露群や非曝露群をターゲット集団にすることも可能である.

なお,回帰モデルは医学論文で非常によく用いられているが,当てはめたモデルが正しく特定されているという,ほぼ検証不可能な仮定が置かれていることに注意が必要である.また,群間で交絡要因の分布の重なりが少ない集団では,人数の多いほうの群のデータに依存して回帰モデルが当てはめられるため,推定にバイアスを生じる可能性が指摘されている[7]*2).

(◎) 4.3.4 バランシングスコアによる交絡制御と調整

交絡要因を調整する場合,層別解析のように必ずしもすべての層で交絡要因が同一である必要はなく,集団全体として,群間でバランスがとれていればよい.そこで,交絡要因 L の影響を一元的に要約したスコアを用意する.このようなスコアを用いて共変量のバランシングを行うことが可能な場合,このようなスコアをバランシングスコアと呼ぶ.ここでは,一般的に利用される傾向スコアと,薬剤疫学領域でしばしば利用される疾患リスクスコアについて紹介する[8].

a. 傾向スコア(propensity score)

傾向スコアは L で条件付けたもとで各対象者が曝露を受ける条件付き確率であり,$\Pr[X=1|L]$ と表すことができる.傾向スコアは,曝露の受けやすさを示す指標であり,値が同じ対象者が曝露群と非曝露群に存在するとき,条件付き交換

---

*2) このバイアスを外挿バイアス (extrapolation bias) と呼ぶ場合もある.

可能性のもとでこれらの対象者はランダムに曝露・非曝露に割り付けられたと考えることができる．そのため，傾向スコアを利用することで疑似的ランダム化が可能になる，と説明されることもある．しかし，バランシングが保証されるのはスコアの推定に用いた交絡要因 L のみであり，理論的にはすべての共変量がバランスされるランダム化とは異なる．観察研究では傾向スコアは観測されたデータから推定され，一般にロジスティック回帰が利用される．ここで注意したいのは，傾向スコアを利用する目的はあくまで交絡要因のバランシングであり，曝露を受ける確率の予測が目的ではない点である．そのため，曝露の有無と強く関連していても，アウトカムと明らかに関係ない要因を傾向スコア推定のモデルに含める必要はない．

　傾向スコアを用いて因果効果を推定する場合，識別可能条件（4.3.1 項 c 参照）として，一般的な一致性に加え，傾向スコアにおける条件付き交換可能性と正値性を満たす必要がある．後述する傾向スコアによるマッチングや層別解析を行う場合は，キャリパーや各層の中で，この条件が満たされる必要があることに注意したい．一方，傾向スコアにおける正値性とは，傾向スコアの値が同じ（あるいは類似した）患者が曝露群と非曝露群の両者に存在する，ということである．厳密にはこの正値性をデータから評価することはできないが，傾向スコアの分布が群間で大きく異なる場合，多くの場合で妥当な推測が難しくなる．先に述べたような，曝露に強く関連する要因が傾向スコア推定モデルに含まれていた場合，（本来の目的ではない）モデルの曝露予測性能が過剰に向上し，このような「傾向スコアの正値性の破綻」が起きやすくなり，曝露効果の推定効率が低下することが知られている[3,9]．

b. 傾向スコアを用いた交絡制御と調整

　傾向スコアはデザインによる交絡制御および解析による交絡調整法のいずれにも用いられ，傾向スコアによるマッチングや層別解析，傾向スコアを共変量とする回帰モデル，重み付け解析などが存在する．ここでは，薬剤疫学研究で比較的よく用いられているマッチングと重み付け解析を取り上げる．それ以外の解析法（層別解析，回帰モデル）については，基本的に 4.3.3 項 a, b に示した方法と同様であり，傾向スコアを交絡要因 L の代わりに用いればよい．

(i)　**傾向スコアを用いたマッチング**　　傾向スコアを用いたマッチングは，4.3.2項 b の交絡要因によるマッチングと同様に行う．通常，傾向スコアの値を同程度として許容する幅であるキャリパーを設定し，その範囲内でのマッチングを行う．このキャリパーとして，ロジット変換した傾向スコアの標準偏差の 0.2 倍が用いられることが多いが，この値に理論的な根拠はない．キャリパーの設定ゆえに，不完全なバランシングによって生じる残差交絡の問題も指摘されている[10]．また，マッチングの一般論としてターゲット集団の全員とマッチがとれない場合，ターゲット集団を特定することが難しくなる場合がある．

(ii)　**傾向スコアを用いた重み付け解析**　　重み付け解析では，各対象者が当該曝露を受ける条件付き確率（曝露群では曝露を受ける確率，非曝露群では曝露を受けない確率）の逆数を重みとして利用する．曝露群については単に傾向スコアの逆数を用いればよいが，非曝露群については（1 − 傾向スコア）の逆数を用いることに注意する．この方法は inverse probability of treatment weight (IPTW) 法と呼ばれ，重み付けによって両群の交絡要因 L の分布を，コホート全体（曝露群 + 非曝露群）に揃えることができる[11]．この操作は，コホート全体をターゲット集団とした標準化を行っているのと同等であり，コホート全体が曝露された場合と曝露されなかった場合の仮想的なリスクを比較することになる．

　曝露群をターゲット集団とする場合は，曝露群に対しては重みを 1 とし，非曝露群については曝露オッズである（傾向スコア）/（1 − 傾向スコア）の重みを与えることで，非曝露群の交絡要因 L の分布を曝露群に揃えることができる[12]．この方法は standardized mortality ratio weight (SMRW) 法と呼ばれ，曝露群に含まれた集団が曝露された場合とされなかった場合の仮想的なリスクが比較される．

　重み付け解析では，傾向スコアマッチングで生じる，不明確なターゲット集団や残差交絡の問題を解決できるが，極端に小さい，あるいは大きい値の重みが算出された場合，推定が不安定になることが知られている．推定の安定化を目的として，極端な値の重みを特定の上限または下限の値に置き換える Winsor 化や，極端な値の重みをもつ対象者を解析から除外するトリミングが行われる場合があるが，これらの手法は理論的に推定値にバイアスを生じさせる．重みの分子に実際に受けた曝露を受ける周辺確率を用いることで推定の安定化を図る，安定化 IPTW 法（stabilized-IPTW）も提案されている[3]．

● *Column 15*

高次元傾向スコア

　高次元傾向スコア（high-dimensional propensity score: hdPS）は，2009 年に米国ハーバード大学の Schneeweiss らによって提唱された手法で，データベース研究において交絡調整を改善することを目的に開発された[1]．通常の傾向スコアでは，生物学的・臨床学的知識をもとに交絡要因となりうる共変量を選択し傾向スコアモデルを構築する．高次元傾向スコアアルゴリズムは，研究者が事前に定めるこれらの交絡要因に加えて，潜在的に交絡要因の代替変数となりうる変数を，データベースから機械的に多数抽出し，傾向スコアモデルに追加するアルゴリズムである．レセプトデータベースには，フレイルの代替変数となりうる在宅酸素療法の使用情報や患者の健康志向の代替変数となりうる検診受診頻度の情報など，通常の臨床研究においては検討・選択されにくいデータ項目が多数存在する．研究者自らが潜在的な交絡要因も含めて，網羅的に傾向スコアへ組み込む共変量を定義する知見と余裕をもっている状況以外においては，hdPS アルゴリズムの自動化された変数抽出が曝露群と対照群の比較可能性を改善することが期待される．

　hdPS アルゴリズムの概要は以下のとおりである．

1) 変数項目の自動生成：診断データテーブル，処置データテーブル，薬剤データテーブルなど複数のテーブルを対象に，対象集団のベースライン期間に記録されているコード（診断であれば ICD-9-CM コード，処置であれば CPT コードなど）をすべて抽出し，そのコードが発生している対象者の頻度を集計する．また，各人の各コード発生頻度（一度のみか，複数回か）や発生日が基準日から遠いのか近いのか，などの情報も変数化する．

2) 交絡調整のための順位付け：Bross' Formula[2] を用いて，生成された変数の曝露群と非曝露群における頻度の違いと変数のアウトカムとの相関の強さをもとに「潜在的な交絡の強さ」を評価し，順位をつける（このほか，曝露群と非曝露群における頻度の違いのみに基づいた順位付け方法やアウトカムとの相関の強さのみを基準にした順位付けも選択可能）．

3) 傾向スコアモデリング：上記で生成された変数から傾向スコアに含める数を研究者が任意（300，500 など）に指定し，事前に定めた交絡要因とあわせてロジスティック回帰を用いた傾向スコアモデルを構築，全対象者の傾向スコアを計算する．

4) 傾向スコアモデルに含められた変数の頻度やアウトカムとの相関のリストが生成され，アルゴリズムによって潜在的に強い交絡要因と評価された変数を

確認する.

　Schneeweiss らはこれまで複数の実証的データベース研究において，hdPS を用い
た分析が，研究者が指定した項目での PS モデルを用いた分析に比較して，より適
切な交絡調整につながりうること，また，研究者が指定した項目を削除した，アル
ゴリズムのみに依存した hdPS が，研究者が指定した項目での PS と同等の交絡調整
を得られていることをシミュレーション研究[3] および実証比較安全性研究にて示し
ている[1,4,5]. 一方で，大量の変数を PS モデルに含めることで，市販後早期などの曝
露群の数が少ない時点でのモデルの安定性が問題となりうることなどが指摘されて
いる[6,7]. データベースに存在する情報を可能な限り利用し，よりバイアスの少ない
分析へつなげるこのようなアプローチの有用性は傾向スコアの構築においてのみ有
用なわけではなく，データベース内で交絡要因の候補を検索する際や，また疾患リ
スクスコア構築での利用も考えられ[6,8]，今後も方法論の発展が期待されている.

文　　献

1) Schneeweiss S, Rassen JA, Glynn RJ, et al. High-dimensional propensity score adjustment in studies of treatment effects using health care claims data. *Epidemiology* 2009; **20**(4): 512-22. doi:10.1097/EDE.0b013e3181a663cc

2) Bross IDJ. Spurious effects from an extraneous variable. *J Chronic Dis* 1966; **19**(6): 637-47. doi:10.1016/0021-9681(66)90062-2

3) Franklin JM, Schneeweiss S, Polinski JM, et al. Plasmode simulation for the evaluation of pharmacoepidemiologic methods in complex healthcare databases. *Comput Stat Data Anal* 2014; **72**: 219-26. doi:10.1016/j.csda.2013.10.018

4) Patorno E, Rhonda L, Wahl P, et al. Anticonvulsant medications and the risk of suicide, attempted suicide, or violent death. *JAMA* 2010; **303**(14): 1401-9.

5) Rassen J, Choudhry N, Avorn J, et al. Cardiovascular outcomes and mortality in patients using clopidogrel with proton pump inhibitors after percutaneous coronary intervention. *Circulation* 2009; **120**(23): 2322-9.

6) Schuster T, Lowe WK, Platt RW. Propensity score model overfitting led to inflated variance of estimated odds ratios. *J Clin Epidemiol* 2016; **80**: 97-106.

7) Rassen J, Glynn R, Brookhart MA, et al. Coveraite Selection in high-dimensional propensity score analyses of treatment effects in small samles. *Am J Epidemiol* 2011; **173**: 1404-13.

8) Kumamaru H, Schneeweiss S, Glynn RJ, et al. Dimension reduction and shrinkage methods for high dimensional disease risk scores in historical data. *Emerg Themes Epidemiol* 2016; **13**(1): 1-9.

c. 疾患リスクスコア

(i) 疾患リスクスコアとは 疾患リスクスコア（disease risk score）は傾向スコアと同様に多数の共変量から作られるスコアである．傾向スコアが共変量で条件付けた曝露の確率として推定されるのに対して，二値アウトカムの疾患リスクスコアは，共変量で条件付けた対象が曝露を受けなかった場合のアウトカム発生の確率として推定される．疾患リスクスコアを調整することによって，対象者が非曝露の場合のアウトカムと共変量とが独立になり[13]，理論上はこの1次元のスコアのみで曝露とアウトカムとの関係を交絡なく推定することが可能になる．

疾患リスクスコアを作成するためのモデルには，交絡を生じさせる可能性のある因子，およびアウトカムの予測因子がすべて含まれる．疾患リスクスコアは特定の対象集団での曝露とアウトカムとの交絡を念頭に，研究（のアウトカム）ごとにモデリングすべきである．リスクスコアとしては，例えば Framingham リスクスコアや Charlson comorbidity index などに代表される，予後予測を目的としたものも存在するが，ほとんどの薬剤疫学研究において，対象集団もアウトカムや共変量の捉え方も異なるこれらのリスクスコアのみの調整で交絡が充分に抑制されるとは考えにくく，疾患リスクスコアとは区別される必要がある．

(ii) 疾患リスクスコアの推定 上述のとおり，疾患リスクスコアは研究対象が曝露を受けなかった場合のアウトカム発生の確率として推定される．この確率の推定にはロジスティック回帰や Cox 回帰がしばしば使われる．疾患リスクスコアのモデリングには，以下の3つの方法のいずれかが利用されることが一般的である：

・研究対象集団の中の非曝露群において回帰モデルを作成する．
・研究対象集団全体（曝露群と非曝露群の合計）において，曝露因子を共変量に加えた回帰モデルを作成し，曝露群の確率予測の際には曝露因子の推定値を0で置き換える．
・外部（例えば過去）の非曝露群を対象に疾患リスクスコアモデルを作成する．

(iii) 疾患リスクスコアの特徴

a) モデリングの安定性について

疾患リスクスコアの推定はアウトカムを対象に行われるため，当然アウトカムの観測数が少ないと不安定になる．これは研究対象の曝露群の対象者数が少ない

場合に不安定になる傾向スコアの推定と対照的である．傾向スコアは共変量と処方行動との関係から推定されるため，特に新規に上市された薬剤については，処方パターンの経時変化によって不安定になりうる．一方，疾患リスクスコアモデルは共変量とアウトカムというより安定した関係から推定されるため，Glynn らは過去のデータを用いて推定された疾患リスクスコアを新規承認薬の上市直後の比較安全性評価に用いることを提唱している[14].

b) 複数薬剤の比較

基準となる薬剤を選択し，その薬剤に曝露した場合のアウトカム確率として疾患リスクスコアを推定すれば，複数の薬剤との比較に同じ疾患リスクスコアを用いることが可能である．一方，疾患リスクスコアは特定のアウトカムについて推定されるため，複数のアウトカムに興味がある場合には，その数だけ疾患リスクスコアモデルを構築しなくてはならない．

c) 効果指標の修飾の評価

疾患リスクスコアは対象が曝露を受けなかった場合のアウトカム発生リスクを推定したものであるため，リスクの大小による効果指標の修飾が評価しやすい．ベースラインでの高リスク群・低リスク群において曝露効果がどのように異なるのか，という問いに対して直観的な評価が可能である．

(iv) 疾患リスクスコアに対する評価　薬剤疫学領域における疾患リスクスコアの使用実績はいまだ極めて限られている[15]．傾向スコアを用いた交絡調整と比較して，疾患リスクスコアが同等に交絡調整を達成できることを示す研究は複数ある[16]．一方，疾患リスクスコアを作成するためのアウトカムのモデル推定が，傾向スコアを推定するための曝露のモデル推定よりも複雑であるという指摘や，疾患リスクスコアを用いた分析では，疾患リスクスコアモデルの誤特定によるバイアスへの影響が傾向スコアのそれより大きいという指摘もある[17]．しかし，複数の薬剤を比較したい場合や，新規に上市された薬剤が興味の対象で曝露群の数が極端に少ない場合など，疾患リスクスコアが特に有用な状況もある．利点や欠点を勘案した上で，研究デザインなどにも応じて選択し，感度分析などで結果の安定性を確認することが重要である．

◎◎ 4.3.5 欠測データの取り扱い

データの欠測はあらゆる医学研究における課題であり，薬剤疫学研究においても大きな障害となる．特にデータベース研究では，臨床検査値などの重要な潜在的交絡要因が，一部の患者で測定されていない状況などが想定される．通常，レセプトデータなどの医療情報データを利用した研究では，データとして記録されていない曝露やアウトカムは「起きていない」ものとして扱い，欠測とは考えない．そのため，本項では曝露やアウトカム以外の交絡要因 L がコホート全体の一部の集団で欠測する状況を想定する．欠測データ解析の詳細な解説は成書に譲るものとし[18,19]，ここではその基本的な考え方と，解析法の概要について述べる．簡単のため，ここでは L は単一の交絡要因を表すものとする．

a. 欠測メカニズム

データの欠測がどのように生じるか，という欠測メカニズムを考える際，どのような変数に依存して欠測するのか，という点に注目する場合がある．ここで R を，$R=1$ のとき交絡要因 L が観測されていることを示し，$R=0$ のときは L が欠測していることを示す指示変数（index variable）とする．まず，L がどのような変数にも依存しないで欠測する場合を考える．このような状態は $\Pr[R=0|X,Y,L] = \Pr[R=0]$ と表すことができ，この状態を完全にランダムな欠測（missing completely at random: MCAR）と呼ぶ．次に，L がすべての対象者で観測されている変数のみに依存して（L の値には依存せずに）欠測する場合を考える．この状態は，ランダムな欠測（missing at random: MAR）と呼ばれ，$\Pr[R=0|X,Y,L] = \Pr[R=0|X,Y]$ と表す．完全にランダムな欠測は，ランダムな欠測の特別な場合と考えることができる．このいずれの状態でもない場合，すなわち L が L 自身に依存して欠測する可能性がある場合を，ランダムでない欠測（missing not at random: MNAR）と呼ぶ[19]．

b. 欠測データ解析の概要

まずは欠測メカニズムが MCAR あるいは MAR である場合を考える．ここでは，欠測データに関連しない解析法に必要な前提は満たされているものとする．

(i) **完全ケース解析**　完全ケース解析（complete case analysis）とは，データに欠測のない対象者（完全ケース）のみを用い，欠測を考慮しない解析を指す．

完全ケース解析は，欠測メカニズムが MCAR である場合はバイアスのない推定結果を与える．しかし，完全ケース解析は欠測のある対象者を用いないため，対象者数が減少し，欠測が全くない場合と比較して推定効率が低下する．

欠測メカニズムが MAR である場合は，一般的に完全ケース解析は妥当ではない．しかし，完全ケース解析を行っても，バイアスのある推定結果にならないときもある．例えば，回帰モデルなどにより，L の影響を調整したリスク差を推定する場合，欠測メカニズムがアウトカム Y に依存していなければ（すなわち，$\Pr[R = 0 \,|\, X, Y, L] = \Pr[R = 0 \,|\, X]$），完全ケース解析はバイアスのない推定結果を与える[19]．一方，欠測メカニズムがアウトカムに依存していれば，完全ケース解析は妥当でない[*3]．欠測メカニズムがアウトカムに依存している場合，次項以下で述べるような方法で欠測を考慮する必要がある．

(ii) **多重補完法** Rubin の提案した多重補完法（multiple imputation）[21] では，観測されたデータを用いて，他の変数から欠測変数を予測する補完モデル（例：$E[L \,|\, X, Y, R = 1] = \theta_0 + \theta_X X + \theta_Y Y$）を構築し，その補完モデルに基づいて L を複数回補完する[*4]．その後，それぞれの補完済みデータセットに対する統計解析により興味のあるパラメータ（例：リスク差）を推定し，得られた複数の推定値の統合を行う．欠測変数が複数回補完されることにより，補完の不確実性を考慮した推定を行うことが可能となる．統計解析における交絡調整法としては，4.3.3 項や 4.3.4 項で述べたようないずれの方法を用いてもよく，興味のある効果に対応した方法を用いればよい．

多重補完法は，多くの統計ソフトウェアに実装され，容易に使用可能であることから，薬剤疫学研究でもよく利用されている．しかし，補完モデルは欠測変数の条件付き分布を正しく特定する必要があるにもかかわらず，統計ソフトウェアの初期設定で実行される多重補完法では，シンプルな条件付き分布を仮定した補完モデル（正規分布を仮定した線形回帰モデルなど）が利用されるため，補完モデルの誤特定が生じている可能性が高い．補完モデルの誤特定が生じた場合，推

[*3] ただし，Y に依存した MAR の場合でも，ロジスティック回帰など，バイアスのない結果を返す方法も知られている[20]．

[*4] なお，多重補完の目的は L の発生を再現することではなく，X, L, Y の同時分布に基づいた欠測のないデータの復元である．そのため，データ発生の時系列にかかわらず，アウトカムである Y を補完モデルの説明変数に含むべきである[22]．

定にバイアスが生じる．また，同じく初期設定で利用される Rubin の分散公式は，補完回数と標本サイズが大きくない場合，分散を過大推定することが知られている[23]．そのため，スコア関数を利用した分散推定量や，ブートストラップ分散など，性能のよい分散推定法も提案されている[24,25]．多重補完法は使いやすい欠測データ解析法だが，いまだ発展途上の方法であり，安易に利用することは避けるべきである．

(iii) **重み付け解析**　　重み付け解析は，4.3.4 項 b に示した傾向スコアによる重み付け解析と同様の発想に基づいている．まず，想定される交絡要因 L の欠測メカニズムに基づき，L が欠測しない確率（観測される確率）$\Pr[R = 1 | X, Y]$ をロジスティック回帰などで推定する．続いて，完全ケースに対し，この観測される確率の逆数を重みとして用いることで，欠測が起きなかった場合の仮想的な推測が可能になる．曝露の有無で欠測メカニズムが異なることが予測される場合は，曝露・非曝露群それぞれで欠測確率モデルを構築してもよい．バイアスのない推測を行うためには，欠測確率モデルを正しく特定する必要がある．また，同様の発想に基づく手法として，生存時間解析における打ち切りを一種の欠測と考え，「ある時点まで打ち切られない確率」の逆数で対象者を重み付けることで，ランダムではない打ち切りの影響を調整する inverse probability of censoring weighting (IPCW) 法もよく利用される[26]．

(iv) **その他の欠測データ解析法**　　これ以外の欠測データ解析法としては，尤度を用いた推測に利用可能な expectation–maximization (EM) アルゴリズムなどがあるが，関連書籍などを参照していただきたい[27]．

欠測メカニズムが NMAR である場合は，上記に挙げた手法はいずれも妥当ではない．この場合，パターン混合モデルや，セレクションモデルなどの方法が知られているが，いずれも観測されていないデータに基づく検証不可能な仮定に強く依存している．なお，観測されたデータから，欠測メカニズムが MCAR でないことはわかる場合があるが，MAR や NMAR であるかどうかを判断することはできない．もし欠測メカニズムが NMAR である可能性があると考える場合は，MAR を仮定した欠測データ解析に加えて，パターン混合モデルやセレクションモデルなどを利用した感度解析を行うことが望ましい[28]．

◎◎ 4.3.6　時間依存性曝露および交絡

　本節ではこれまで，曝露や交絡要因の状態は研究期間を通して不変であること
を仮定してきた．しかし，長期間にわたって観察を行う場合，曝露（例：ある薬剤
の処方）や交絡要因（例：臨床検査値，併用薬，併発疾患など）の状態が研究期間
中に変化する場合も多い．このように，時間に応じて状態が変化する曝露を時間
依存性曝露（time-varying exposure），交絡要因を時間依存性交絡要因（time-varying
confounder）と呼ぶ[3]．時間依存性交絡要因が存在する場合，これまで紹介した交
絡調整法をそのまま用いることができない場合が多い．本項では，時間依存性交
絡要因の調整法について簡単に紹介するのみとし，詳細は成書に譲る[3]．

　ここでは，観測時間を t とし，簡単のため，ベースライン時点 $t=0$ とその後の t
$=1$ だけでデータが取得される状況を考える．ベースライン時の曝露状態を X_0 と
し，$t=1$ での曝露を X_1 とする．同様に，ベースライン時点の交絡要因の状態を
L_0 とし，$t=1$ での交絡要因を L_1 とする．アウトカム Y は $t=1$ 以降に一度だけ観
測されるものとする．

a.　曝露–交絡要因フィードバック

　例として，X を透析患者に対するエリスロポエチン（赤血球の産生を促進する
造血因子）製剤の投与量，Y を死亡，L をヘマトクリット値としよう[29]．この場合，
時点 $t=1$ のヘマトクリット値 L_1 が時点 $t=0$ のエリスロポエチン製剤投与量 X_0 の
影響を受けていると考えるのは自然である．ヘマトクリット値 L_1 が悪化（改善）
すれば，エリスロポエチン製剤の投与量 X_1 は増量（減量）されるだろうし，ま
たヘマトクリット値は死亡に影響することが知られていることから，L_1 は X_1 と
Y の因果効果の交絡要因である．このように，時間依存性交絡要因が前の時点の
曝露の影響を受ける状況を「曝露–交絡要因フィードバック（exposure-confounder
feedback）」が起きていると呼ぶ[3]．このような曝露–交絡要因フィードバックが生
じている場合，時間依存性交絡要因 L の影響を調整する際に特別な注意が必要と
なる．

b.　時間依存性交絡調整の概要

　時間依存性曝露や交絡要因を取り扱うために，時点ごとに曝露や交絡要因が変

化することを許容した時間依存性回帰モデル（時間依存性 Cox 回帰，時間依存性ポアソン回帰など）や，時点間のデータの相関を考慮した混合効果モデルや一般化推定法方程式などの一般的な調整法がよく用いられている．しかし，これらの方法は曝露–交絡要因フィードバックが生じている場合は一般的に適切ではない．今回の例では，時点 $t = 1$ の L_1 は交絡要因なので，L_1 で調整しなければ時点 $t = 1$ の X_1 の効果推定にバイアスを生じる．一方で，（先述した方法などを用いて）L_1 で層別化した解析を行うと，X_0 の効果推定にバイアスを生じる[3]．

　時間依存性曝露および交絡要因を適切に取り扱う手法として，Robins のグループが提案し，G-methods という総称が与えられた手法がある[3]．G-methods は時間依存性曝露や時間依存性交絡要因がない場合にも利用可能だが，恩恵が大きいのはこれらを考慮する場合である．G-methods を利用すれば，上記の曝露–交絡要因フィードバックにも対処可能である[3]．

◎◎ 4.3.7　抗菌薬による急性肝障害発症リスク

　ここでは，薬剤疫学研究における因果推論の実例として，筆者らが行った，大学病院電子カルテデータを用いた抗菌薬による急性肝障害発症リスクを評価した研究を紹介する[30]．この研究では，非曝露を対照とし，フルオロキノロン系抗菌薬の使用開始から 30 日間の急性肝障害発症リスクについて intention-to-treat (ITT) 効果と per-protocol (PP) 効果という 2 種類の効果を推定することを目的とした．

a.　推定したい効果

　ITT や PP といった表現を臨床試験の文脈で目にしたことのある方もいるだろうが，ここではまず，観察研究におけるこれらの効果を定義しよう．ITT 効果は観察開始時点の治療の比較に基づき，観察期間中の治療変更については考慮しない．観察研究であるゆえにランダム化はされていないため，観察開始時点の背景因子の調整が必要である．ITT 効果は治療開始後の臨床判断を含んだ効果と考えられ，処方/服薬行動の異なる他集団への結果の外挿が困難である．一方，PP 効果の推定も同様に観察開始時点の治療に基づいた比較を行うが，治療変更時点で観察を打ち切る．この治療変更は何らかの臨床判断を含み，ランダムではないと考えられる．そのため，背景因子に加え，ランダムでない打ち切りの調整が必要

となる．PP効果は観察期間中に開始時点の治療を遵守し続けた場合の仮想的な比較に基づいており，他集団でも治療を遵守し続けた場合への外挿が可能である．

本研究におけるITT効果は「対象者が，最初に処方された対象抗菌薬を観察されたとおりに継続・中止・変更した場合の肝障害発症リスク」と定義し，PP効果は「対象者が，対象抗菌薬を観察期間中に途切れることなく処方された場合の肝障害発症リスク」と定義した．

b. データソースとコホートの定義

データソースとして，2011〜2015年の東京大学医学部附属病院の電子カルテデータを用いた．このデータベースでは，患者情報や処方情報，病名情報に加え，外来受診や入退院の記録，臨床検査値などが利用できる．対象者の定義は①過去90日間以上の追跡期間をもつ，②後に定義する観察開始時点から過去30日間対象抗菌薬の処方がない，③観察開始時点から過去90日間肝障害の発症がない者とした．追跡期間は受診情報によって定義し，入院期間および100日以上の間を空けない外来受診期間とした．非曝露群の観察開始を定義するため，さらにデータベース全体の非曝露症例が曝露群に比して非常に多かったため，非曝露群のマッチング抽出を行った．具体的には，上記①〜③の条件を満たす曝露群患者に対し，曝露群の抗菌薬処方開始時点で上記①〜③を満たす抗菌薬非使用者から，年齢（±10歳を許容），性別について最大10例のマッチングを行った．曝露群の観察開始は抗菌薬処方開始時点，非曝露群はマッチングされた曝露群の抗菌薬処方開始時点である．注意していただきたいのは，このマッチングは交絡調整を目的としていない点である．曝露群と抽出された非曝露群の年齢，性別，開始年（時点）の分布は揃っているが，この後の統計解析でそれ以外の共変量についても調整を行う．このような場合，他の共変量の調整が，年齢や性別などのマッチング因子の分布にも影響を与えるため，マッチング因子についても改めて調整が必要となる[31]．

c. 曝露・アウトカムの定義

曝露の定義は，処方情報におけるフルオロキノロン系抗菌薬の処方とした．アウトカムである急性肝障害については，臨床検査値に基づいて定義した．A）ALT > 86 IU/L，B）抱合（直接）ビリルビン > 0.6 mg/dL，C）以下3項目のうち少なく

とも 2 項目の異常＋少なくとも 1 項目は以下の異常値を満たす（AST > 66 IU/L，ALP > 520 IU/L，総ビリルビン > 2.0 mg/dL）の A）〜C）のいずれかを満たす最も早い日をアウトカム発生日とした．

d. 統 計 解 析

ITT 効果と PP 効果を推定するため，背景因子については，4.3.4 項 b に述べた IPTW 法を用いて調整した．ランダムでない打ち切りについては，4.3.5 項 b に述べた IPCW 法によって調整した．曝露群の治療変更は 7 日以上対象抗菌薬の処方がないことと定義し，非曝露群の治療変更は対象抗菌薬の処方開始とした．

(i) 重みの推定 IPTW 法および IPCW 法の重み（傾向スコアと「ある時点まで治療変更されない確率」）を，高次元傾向スコア法を用いて推定した．調整変数は，年齢，性別，観察開始年，観察開始時点の入院の有無に加え，併用薬（観察開始時点で処方中の医薬品）と既往歴（観察開始前 90 日間に付与された傷病名）とした．併用薬は YJ コード 4 桁（計 692 変数），既往歴は ICD-10 コード 3 桁（計 2,039 変数）で定義し，高次元傾向スコア法のアルゴリズムで合計 100 変数を選択した．曝露群の治療変更は抗菌薬の処方終了，非曝露群の治療変更はフルオロキノロン系抗菌薬の処方開始とし，「ある時点まで治療変更されない確率」を群ごとに別のモデルで推定した．

(ii) ITT 効果の推定 両群の観察開始から 30 日以内のアウトカム発生に対する生存時間解析を行った．治療変更については考慮しないが，追跡期間の終了および観察開始から 30 日経過については打ち切りとして扱った．背景因子のみを調整した IPTW 比例ハザードモデルにより，ITT ハザード比を推定した．

(iii) PP 効果の推定 イベントおよび打ち切りの定義は ITT 効果と同様だが，治療変更によって観察を終了した．背景因子と治療変更を調整した IPT&IPCW 比例ハザードモデルにより，PP ハザード比を推定した．

e. 結果と解釈

データベースから 16,020 件の曝露群，160,199 件の非曝露群を抽出した．曝露群では 11,687 件（83.24%），非曝露群については 1,014 件（0.72%）で観察期間中の治療変更が認められた．非曝露と比較した，処方開始から 30 日間のフルオロキノロ

ン系抗菌薬の急性肝障害発症リスクについて，推定された ITT ハザード比（95%信頼区間）は 1.60（1.27–2.03），PP ハザード比は 1.69（1.23–2.30）であった．

　ITT 効果と比較して，やや大きな値の PP 効果が推定された．この差は，（因果推論における前提を満たすという仮定のもとで）治療変更の影響と解釈できるが，その変化は大きくなかった．ITT 効果は治療が（臨床試験のように）ランダム割り付けされ，観測されたとおりに治療変更が起きた場合に得られたであろう結果を記述可能だが，他集団への結果の外挿は難しいことに留意が必要である．PP 効果は処方され続けた場合の効果であり，医薬品の安全性評価では重要な効果指標だが，ITT 効果と比較して，推定に必要な情報（治療期間など）が多いことに注意する．薬剤疫学研究を行う際には，これらの効果を区別して推定し，対応した解釈を与えるようにしたい．

　本節の原稿執筆にあたっては，東京大学大学院医学系研究科の萩原康博氏より貴重なコメントをいただいた．深く感謝申し上げる．

文　　献

1) Holland PW. Statistics and causal inference (with discussions). *Journal of the American Statistical Association* 1986; **81**: 945-70.

2) Greenland S, Robins JM. Identifiability, exchangeability, and epidemiological confounding. *International Journal of Epidemiology* 1986; **15**(3): 413-9. doi:10.1093/ije/15.3.413

3) Hernán MA, Robins JM. Causal Inference: What If. Boca Raton: Chapman & Hall/CRC. Forthcoming, 2021.

4) Rothman KJ, Greenland S, Lash TL. *Modern Epidemiology*, 3rd edition. WOLTERS KLUWER, 2008.

5) Greenland S, Morgenstern H. Matching and efficiency in cohort studies. *American Journal of Epidemiology* 1990; **131**(1): 151-9. doi:10.1093/oxfordjournals.aje.a115469

6) 佐藤俊哉. 松山裕. 交絡という不思議な現象と交絡を取りのぞく解析. 計量生物学. 2011; **32**: S35-S49.

7) King G, Zeng L. The dangers of extreme counterfactuals. *Political Anal* 2006; **14**(2): 131-59.

8) 佐藤俊哉. 松山裕. 因果パラメータの推定. 多変量解析の展開—隠れた構造と因果を推理する. 岩波書店. 2002.

9) Brookhart MA, Schneeweiss S, Rothman KJ, et al. Variable selection for propensity score models. *American Journal of Epidemiology* 2006; **163**(12): 1149-56. doi:10.1093/aje/kwj149

10) Robins JM, Mark SD, Newey WK. Estimating exposure effects by modelling the expectation of exposure conditional on confounders. *Biometrics* 1992; **48**(2): 479-95.

11) Robins JM, Hernán MA, Brumback B. Marginal structural models and causal inference in epidemiology. *Epidemiology* (Cambridge, Mass) 2000; **11**(5): 550-60. doi:10.1097/00001648-200009000-00011

12) Sato T, Matsuyama Y. Marginal structural models as a tool for standardization. *Epidemiology* (Cambridge, Mass) 2003; **14**(6): 680-6. doi:10.1097/01.EDE.0000081989.82616.7d

13) Hansen BB. The prognostic analogue of the propensity score. *Biometrika* 2008; **95**: 481-8.

14) Glynn RJ, Gagne JJ, Schneeweiss S. Role of disease risk scores in comparative effectiveness research with emerging therapies. *Pharmacoepidemiol Drug Saf* 2012; **21 Suppl** 2(Suppl 2): 138-47. doi:10.1002/pds.3231

15) Tadrous M, Gagne JJ, Stürmer T, et al. Disease risk score as a confounder summary method: Systematic review and recommendations. *Pharmacoepidemiol Drug Saf* 2013; **22**(2): 122-9. doi:10.1002/pds.3377

16) Stürmer T, Schneeweiss S, Brookhart MA, et al. Analytic strategies to adjust confounding using exposure propensity scores and disease risk scores: Nonsteroidal antiinflammatory drugs and short-term mortality in the elderly. *American Journal of Epidemiology* 2005; **161**(9): 891-8. doi:10.1093/aje/kwi106

17) Drake C. Effects of misspecification of the propensity score on estimators of treatment effect. *Biometrics* 1993; **49**: 1231-6.

18) 星野崇宏, 岡田謙介 (編). 欠測データの統計科学—医学と社会科学への応用. 岩波書店, 2016.

19) Little R, Rubin D. Statistical Analysis with Missing Data, 3rd edition. John Wiley and Sons, 2019.

20) Bartlett JW, Harel O, Carpenter JR. Asymptotically unbiased estimation of exposure odds ratios in complete records logistic regression. *American Journal of Epidemiology* 2015; **182**(8): 730-6. doi:10.1093/aje/kwv114

21) Rubin DB. *Multiple Imputation for Nonresponse in Surveys*. John Wiley and Sons, 1987.

22) Moons KG, Donders RA, Stijnen T, et al. Using the outcome for imputation of missing predictor values was preferred. *Journal of Clinical Epidemiology* 2006; **59**(10): 1092-101. doi:10.1016/j.jclinepi.2006.01.009

23) Wang N, Robins JM. Large-sample theory for parametric multiple imputation procedures. *Biometrika* 1998; **85**: 935-48.

24) Robins JM, Wang N. Inference for imputation estimators. *Biometrika* 2000; **81**: 113-24.

25) von Hippel PT. New confidence intervals and bias comparisons show that maximum likelihood can beat multiple imputation in small samples. *Struct Eq Modeling* 2015; **23**: 422-37.

26) Robins JM, Finkelstein DM. Correcting for noncompliance and dependent censoring in an AIDS Clinical Trial with inverse probability of censoring weighted (IPCW) log-rank tests. *Biometrics* 2000; **56**(3): 779-88. doi:10.1111/j.0006-341x.2000.00779.x

27) 計算統計学の方法 —ブートストラップ, EM アルゴリズム, MCMC—. 朝倉書店, 2008.

28) 松山裕. 経時観察研究における欠測データの解析. 計量生物学. 2004; **25**(2): 89-116.

29) Yang W, Joffe MM, Feldman HI. Exploring the effect of erythropoietin on mortality using USRDS data. *Pharmacoepidemiol Drug Saf* 2013; **22**(6): 593-606. doi:10.1002/pds.3452

30) Takeuchi Y, Shinozaki T, Kumamaru H, et al. Analyzing intent-to-treat and per-protocol effects on safety outcomes using a medical information database: An application to the risk assessment of antibiotic-induced liver injury. *Expert Opin Drug Saf* 2018; **17**(11): 1071-9. doi:10.1080/14740338.2018.1528224

31) Shinozaki T, Nojima M. Misuse of regression adjustment for additional confounders following insufficient propensity score balancing. *Epidemiology* (Cambridge, Mass) 2019; **30**(4): 541-8. doi:10.1097/ede.0000000000001023

4.4 バイアス解析

　観察研究に限ったことではないが，研究には様々なバイアスの影響が想定され，これまでは論文の考察や限界の中で，「本研究はランダム化を行っていない観察研究の結果なので，未測定の交絡要因の影響は否定できない」，「本データベースでのアウトカム定義についてはバリデーションが行われておらず，結果には誤分類の影響があることが考えられる」といった定性的な記述がほとんどであり，バイアスの影響の大きさについての検討は行われていなかった．しかし研究の限界で述べるべきことは想定しうるバイアスの単なる羅列ではなく，「こういうバイアスの影響が考えられるが，それでもこの研究ではここまでのことはいえる」であるはずである．

　最近になって，バイアスの影響について単に定性的な記述をするのではなく，バイアスの影響により結果がどの程度変わるのかを定量的に評価するバイアス解析（quantitative bias analysis）の重要性が，研究者側からも投稿論文や研究費などのレビューをする側からも強調されている[1,2]．本節ではケース・コントロール研究でのケース選択バイアスと未測定交絡の影響に関する定量的バイアス解析の事例を紹介し，リアルワールドデータを用いる研究でのバイアス解析の必要性について議論する．

◎ 4.4.1 ケース・コントロール研究でのケース選択バイアス

　インフルエンザ関連脳症(以下，脳症)はインフルエンザに続発する，意識障害，けいれん，異常言動・行動を伴い，しばしば死亡や神経学的後障害をもたらす重篤な疾患である[3]．2000年11月15日，厚生省(当時)はインフルエンザ脳症患者に対し，非ステロイド性消炎鎮痛薬（non-steroidal anti-inflammatory drugs: NSAIDs）のジクロフェナクナトリウムの投与を禁忌とする緊急安全性情報を発出した[4]．これは2000年度に実施された厚生科学研究「インフルエンザの臨床経過中に発生する脳炎・脳症の疫学及び病態に関する研究」[5]において，厚生省保健医療局結核感染症課が実施した全国第一次調査で把握されたインフルエンザ脳症患者に対し第二次調査を実施した結果，解熱剤としてジクロフェナクナトリウムを使用した

脳症患者では 12 名中 7 名（58.3%）の死亡であったのに対し，他の解熱剤を使用した脳症患者では 38 名中 5 名（13.2%）死亡と，ジクロフェナクナトリウム使用者に死亡が多くみられたという報告を受けた対応であった．

　これらの研究はインフルエンザ脳症患者のケースシリーズ研究であったことから，特定の解熱剤を使用したことがインフルエンザ脳症の発症の原因となっているかどうかについては情報が得られない．このため筆者らはインフルエンザ脳症発症と解熱剤使用との関連を調べるために，ケース・コントロール研究を 2001 年から 2002 年にかけて実施した（研究計画，調査の実施，本節に述べる結果についての詳細は厚生科学研究補助金報告書[6,7]を参照してほしい）．

　インフルエンザ脳症のケースとしては，2000 年の「インフルエンザの臨床経過中に発生する脳炎・脳症の疫学及び病態に関する研究」[5]における全国調査で把握された，1999～2000 年のインフルエンザシーズンに発症した 6 歳未満（発症時）のインフルエンザ脳症患者 62 名をケース候補とし，報告のあった医療機関を通じて患者家族に調査への協力を依頼した．その結果，35 名（56.5%）の患者家族から協力が得られた．この 35 名について，研究組織内部の臨床家 3 名により臨床症状からインフルエンザ脳症の判定，重症度の内部評価を行った．さらにインフルエンザ脳症の臨床経験が豊富な研究組織外部の臨床医 3 名が内部評価結果をもとに最終的な評価を行った．内部評価，外部評価ともに，偏りのある誤分類（nondifferential misclassification）を避けるため，薬歴状況はマスクして実施した．その結果 25 名がインフルエンザ脳症ケースとして確定した．ケースと判定されなかった 10 名の内訳は，インフルエンザ感染が確認できなかったもの 4 名，脳症の判定が困難であったもの 4 名，死因が確定できなかったもの 1 名，脳症ではないと判定されたもの 1 名であった．

　コントロールは日本小児科医会などに協力を依頼して，ケースが把握された施設と同じ都道府県内の内科，小児科から，ケースと性，年齢を周辺マッチング[*5]したインフルエンザ患者家族に協力を依頼した．ケース，コントロールともにウイルスキットによりインフルエンザ発症が確認できたものを対象とした．コント

[*5]　ケースとコントロールの性，年齢は完全には一致しないが，性の分布，年齢の分布は一致させるマッチングの方法．傾向スコアによるマッチングも周辺マッチングの一種である．

ロールの調査の過程で 1 名にインフルエンザ脳症の疑いがもたれ, 脳症ケース確定と同じ手順で内部評価・外部評価を行ったところインフルエンザ脳症と判定されたためこの 1 名をケースに加え, 最終的にケース 26 名, コントロール 84 名が解析対象となった.

解析はロジスティック回帰を用いて, NSAIDs であるジクロフェナクナトリウムとメフェナム酸使用とインフルエンザ脳症発症との関連を調べた. 調整した変数は, 使用薬剤としてアセトアミノフェン, アマンタジン, セフェム系抗生剤, テオフィリン, インフルエンザの重症度として最高体温 (40°C 以上), 既往歴として発達異常, インフルエンザの既往, 入院歴, アレルギーの有無, そして周辺マッチングを行った性別 (男児), 年齢 (4 歳以上) であり, オッズ比, 95%信頼区間, インフルエンザ脳症と要因との間に関連はないという帰無仮説の p 値を求めた.

表 4.1 にロジスティック回帰の結果を示す. 欠測のあった 9 名は解析から除外したため, 解析対象者は 101 名となった. ジクロフェナクナトリウムのオッズ比は 6.25 と高くインフルエンザ脳症発症との関連が疑われたが, ジクロフェナクナトリウムの使用はケースで 4 名, コントロールで 3 名のみであったため 95%信頼区間は 0.48–81.1 と広く, 確証的な結果は得られなかった. またメフェナム酸についてはオッズ比 1.34, 95%信頼区間は 0.07–25.9 と, 大きな関連はみられなかった. アマンタジン使用のオッズ比は 0.04 とアマンタジン使用者にインフルエンザ脳症

表 4.1 ロジスティック回帰の結果

要因	オッズ比	95%信頼区間	p 値
ジクロフェナクナトリウム	6.25	(0.48–81.1)	0.16
メフェナム酸	1.34	(0.07–25.9)	0.85
アセトアミノフェン	0.32	(0.06–1.82)	0.20
アマンタジン	0.04	(0.003–0.40)	0.007
セフェム系抗生剤	0.86	(0.20–3.68)	0.84
テオフィリン	5.27	(0.33–83.8)	0.24
最高体温 (40°C 以上)	10.9	(1.98–60.2)	0.006
発達異常	0.96	(0.10–9.07)	0.97
インフルエンザの既往	33.8	(2.42–471)	0.009
入院歴	2.15	(0.31–14.8)	0.44
アレルギー	0.44	(0.08–2.46)	0.35
性別 (男児)	0.59	(0.14–2.55)	0.47
年齢 (4 歳以上)	0.41	(0.06–2.69)	0.35

のリスクが低いという結果であったが，ケースでアマンタジン使用は1名のみであったのに対しコントロールでは43名であったこと，ケースのうち10名がインフルエンザを発症したその日にインフルエンザ脳症も発症していたことから，脳症発症リスクを下げるというよりも，脳症発症までの経過が急激であったためアマンタジンを使用できなかったのではないか，と考えられた．またジクロフェナクナトリウムと同様に信頼区間は広いものの，テオフィリン使用のオッズ比が5.27と高い値となった．患者側の要因としてはインフルエンザの既往がオッズ比33.8，最高体温（40°C以上）が10.9と，脳症と非常に強い関連を示した．

　ジクロフェナクナトリウムとインフルエンザ脳症発症との関連について，オッズ比の値は6.25と高かったものの，確定的な結果が得られなかった理由の一つとして，調査できたケースが全国調査の62名中35名（56.5%）のみであり，さらにケース評価で確定したケースが25名であったことが考えられた．調査に協力するかどうかがランダムに決まっていれば単に研究の精度の問題であるが，何か理由があって調査に協力するかどうかが決まっている場合は，ケース選択にバイアスが起きている可能性がある．この調査では，最初に医療機関から患者家族に調査依頼の連絡をしてもらったのであるが，医療機関から理由なく調査を断られたり，患者家族に連絡をとりづらいという理由で調査を断られた例があり，ケース選択のバイアスが疑われた．

　このような選択バイアス（selection bias）に対処するためには，ケース選択の理由に関する何らかの情報が必要であり，そういった情報が調査自身からや外部情報から得られない場合は，ケース選択で起こりうるシナリオを想定して選択バイアスに関する感度解析を実施する必要がある．幸いこの調査では62名のインフルエンザ脳症のケース把握は1999〜2000年に実施した全国調査の第二次調査の結果に基づいており，性別，年齢，重症度についてはその調査結果を利用することが可能であった．そこで解析実施前にケースの協力状況に違いがみられないか，性別，年齢別，重症度別にチェックを行った．性別では男児の協力割合は53.6%（15/28），女児は58.8%（20/34），年齢別では3歳未満の協力割合は56.1%（23/41），3歳以上6歳未満は57.1%（12/21）と協力状況に大きな違いはみられなかった．重症度別の協力状況を表4.2に示す．協力が得られたケースは後遺症なしと軽度後遺症ではほぼ60%であったのに対し，重度後遺症では50%，死亡では44%と，重度後

表 4.2　重症度別ケースの調査協力状況

重症度	調査協力	協力不能	合計
後遺症なし	18 (64.3%)	10	28
軽度後遺症	6 (60.0%)	4	10
重度後遺症	3 (50.0%)	3	6
死　亡	8 (44.4%)	10	18
合　計	35 (56.5%)	27	62

遺症のあるケースや死亡したケースほど協力が得られにくい，という結果であったことがわかった．

　全国調査で把握している重症度は担当医による評価であり，本研究で実施したケース確定の手順による重症度とは単純に比較はできないが，NSAIDs の使用が重症度と関連しているとケース選択にバイアスが起きている可能性があり，表 4.1 の解析に関するケース選択バイアスの影響を調べるため 4.3.5 項 b の重み付け解析である IPW (inverse probability weight) 法によるロジスティック回帰を行うことにした．ある特徴をもつグループの調査への協力割合が 50%だったとすると，同じ特徴をもっているが調査には協力してもらえなかった人が同人数いたはずである．このことから，IPW 法では協力割合の逆数を調査対象者にかけて，協力割合が 50%の人は全員が調査に協力していれば，調査された者の 2 倍いたものとして解析を行う．

　表 4.2 から後遺症なし・軽度後遺症ケースの協力割合は 63.2%，重度後遺症・死亡ケースの協力割合は 45.8%であったので，最終的にインフルエンザ脳症と判定された 25 名のケースの中で後遺症なし・軽度後遺症であった 18 名には 0.632 の逆数 1.58 を，重度後遺症・死亡であった 7 名には 0.458 の逆数 2.18 を重みとし，コントロールとコントロールからケースと判定された 1 名はいずれも重みは 1 として表 4.1 と同じ変数を用いて重み付きロジスティック回帰を実施した．信頼区間，p 値を計算する標準誤差の推定には特別な方法が必要であり，ロバスト分散と呼ばれる方法を用いた．

　表 4.3 に IPW 法によるバイアス解析の結果を示す．全体として表 4.1 の結果から大きな変化はなかったが，メフェナム酸のオッズ比が表 4.1 の 1.34 から 2.40 へ，テオフィリンのオッズ比が 5.27 から 7.55 へと上昇していた．どちらも信頼区間は

表 4.3 IPW 法によるケース選択に関するバイアス解析の結果

要因	オッズ比	95%信頼区間	p 値	表 4.1 のオッズ比
ジクロフェナクナトリウム	6.75	(0.44–107)	0.18	6.25
メフェナム酸	2.40	(0.10–57.1)	0.59	1.34
アセトアミノフェン	0.45	(0.07–2.85)	0.39	0.32
アマンタジン	0.03	(0.005–0.25)	0.001	0.04
セフェム系抗生剤	0.89	(0.25–3.14)	0.86	0.86
テオフィリン	7.55	(0.80–71.9)	0.078	5.27
最高体温（40°C 以上）	10.5	(2.22–50.0)	0.003	10.9
発達異常	1.31	(0.12–14.9)	0.83	0.96
インフルエンザの既往	44.6	(1.92–1037)	0.018	33.8
入院歴	2.03	(0.27–15.2)	0.49	2.15
アレルギー	0.32	(0.04–2.39)	0.26	0.44
性別（男児）	0.66	(0.17–2.64)	0.56	0.59
年齢（4 歳以上）	0.35	(0.07–1.71)	0.20	0.41

広いものの，メフェナム酸，テオフィリンもインフルエンザ脳症発症と関連している可能性が示唆された.

　厚生労働省は平成 13（2001）年 5 月 30 日に「医薬品等安全対策部会における合意事項」（https://www.mhlw.go.jp/houdou/0105/h0530-4.html）として，メフェナム酸についても「小児のインフルエンザにともなう発熱に対して，メフェナム酸製剤の投与は基本的に行わないことが適当である」とした. またテオフィリンについてはケース・コントロール研究実施時にはインフルエンザ脳症との関連は不明であったが，平成 23（2011）年 3 月の「重篤副作用疾患別対応マニュアル　小児の急性脳症」[8] の中では，

　テオフィリンと急性脳症の因果関係に関しては，小児の喘息・アレルギー疾患専門医を中心として懐疑的意見もあり，普遍的な概念として確立した病態とするには議論を要する面がある. しかし，後述するように薬事法第 77 条の 4 の 2 に基づく小児の急性脳症副作用報告のうち，テオフィリンに関する報告が毎年のようになされていることは事実であり，テオフィリン投与中に急性脳症を発症した小児例のうち少なくとも一部はその発症にテオフィリンの関与が強

　く示唆されると考えられるため，本マニュアルの目的を鑑みて取り
　上げることが適切であると考えられる．

と記述されている．

⓪ 4.4.2　未測定交絡の影響

a.　急性腎傷害に関するレジストリ研究

　集中治療室でモニタリングや治療を受ける重症患者は複数の臓器不全を合併していることが多く，急激に腎機能が悪化する急性腎傷害は日本ではこれら重症患者の 45％に発生している[9]．急性腎傷害患者は死亡リスクが高いため，対症療法として透析や濾過などの腎代替療法が行われている．現在，腎代替療法に代わる治療法としてヒト心房性ナトリウム利尿ペプチド（hANP）が期待されているが，AKI（急性腎障害）診療ガイドライン 2016 では，急性腎傷害の予防および治療に低用量心房性ナトリウム利尿ペプチドの投与を推奨してはいるものの，

　　　　低用量の心房性ナトリウム利尿ペプチドは AKI 予防における有用
　　性が示唆されているが，現時点のエビデンスは不十分である．AKI
　　治療における低用量心房性ナトリウム利尿ペプチドのエビデンスは
　　乏しい．

と記載されている[10]．

　京都大学健康科学センターのグループにより，集中治療室における急性腎傷害レジストリを利用して，hANP の効果を調べる研究が計画され，筆者もこの研究に参加した．用いたレジストリは多施設共同 AKI レジストリ（Japan Acute Kidney Injury Database: JAKID）であり，重症患者における急性腎傷害の診療実態を明らかにし，急性腎傷害診療の質を改善するために同グループにより構築された[9]．JAKID には，2016 年 7 月から 12 月にかけて，全国 13 施設の集中治療室で治療を受けた 18 歳以上の重症患者 2,421 名が登録された．

　この研究では，集中治療室に入室後に急性腎傷害を発症した重症患者に対する hANP の有効性を調べることを目的とし，JAKID に登録された患者で，集中治療室入室後 2 日以内に急性腎傷害と判定された患者を対象とした．急性腎傷害の判定には KDIGO 国際診断基準を用いた．主要エンドポイントは集中治療在室中の腎代替療法の施行または死亡の複合イベントとし，hANP 使用群と非使用群で複合イベント発生割合の比較を行った[11]．

　JAKID に登録された 2,421 名のうち 2,292 名が急性腎傷害の評価対象となり，1,024 名が急性腎傷害と判定された．急性腎傷害の評価前から hANP を使用していた患者，エンドポイントである腎代替療法が施行されていた患者 120 名を除外し，hANP 使用群 63 名と hANP 非使用群 841 名を解析対象とした．表 4.4 に hANP 使用群・非使用群別の複合イベント発生割合を示す．複合イベント発生割合の比であるリスク比は 1.53，95%信頼区間は 1.02–2.28 であり，hANP は複合イベントを減らすであろうという予想に反して hANP 使用群のほうが複合イベント発生リスクが高い，という結果となった．しかし，この研究では hANP 使用はランダム化されているわけではなく，担当医の判断により，hANP を使用したほうがよいと思われる患者には hANP を使用し，そうでない患者には hANP を使用しなかった結果であるため，急性腎傷害が重症な患者に選択的に hANP が使用されたような場合は交絡が起きていると考えられ，hANP 使用群と非使用群を単純に比較することはできない．表 4.5 に hANP 使用と急性腎傷害の重症度であるステージとの

表 4.4　hANP 使用と複合イベントとの関連

| hANP | 複合イベント | | 合計 |
	あり	なし	
使用	19 (30.2%)	44	63
非使用	166 (19.7%)	675	841

表 4.5　hANP 使用と急性腎傷害のステージ

| ステージ | hANP | |
	使用	非使用
1	29 (46.0%)	468 (55.6%)
2	15 (23.8%)	201 (23.9%)
3	19 (30.2%)	172 (20.5%)
合計	63	841

関連を示す．hANP 使用群ではステージ 3 が 30.2%であるのに対し，hANP 非使用群では 20.5%と，やはりステージ 3 の重症な患者に選択的に hANP が使用される傾向にあった．

　重症な患者に hANP が使用されやすいことは計画段階で想定できたため，本研究では研究実施前に解析計画書を作成し，臨床的な検討と先行研究の結果から交絡要因の候補を選択した．集中治療室入室時の交絡要因候補として，年齢，性別，体重，入室経路（病棟から，手術室から，救急外来から，など），心臓血管手術の有無，降圧薬使用，敗血症の有無，重症度の指標である APACHE II スコアを選択し，急性腎傷害判定時の候補として，平均血圧，血清ナトリウム値，酸素化（P/F比），循環作動薬投与量，降圧薬使用，フロセミド（利尿薬）使用，胸部レントゲン所見，急性腎傷害のステージを選択して，これらで調整した解析を行うこととした．

　解析は 4.3.4 項 b に示した SMRW を用いた周辺構造モデル[12,13] により上述の交絡要因で調整したリスク比を推定したところ，調整済みリスク比 1.12，95%信頼区間は 0.74–1.69 となった．表 4.4 の結果は重症な患者に選択的に hANP が使用されていたため，見かけ上 hANP 使用群に複合イベントが増加していたと考えられたが，交絡要因で調整を行っても hANP に複合イベントの発生リスクを減少させる効果はみられなかった．このため，「急性腎傷害を発生した重症患者に対し，hANP は複合イベントを改善しなかった」と結論して論文の投稿を行った．

　複数の査読者からたくさんのコメントが寄せられたが，1 人の査読者から「最後に，このランダム化されていない観察研究の結果から，hANP の有効性は認められないという結論には十分な根拠があるとはいえない．ランダム化臨床試験が必要である」というコメントが返ってきた．もっともなことではあるが集中治療室でのランダム化臨床試験の実施には同意のとり方などの制約があるため，「結論を『複合イベントを改善しなかった』から『複合イベントの改善はみられなかった』に緩め，『制御できないバイアスを考慮すると，集中治療室での臨床試験が正当化されるだろう』を追記します」と回答し，他のコメントへの対応とともに再投稿を行った．

　この再投稿に対して，同じ査読者から「著者らは測定可能な交絡要因は調整しているが，未測定の交絡要因がいくつかある．従って修正した『複合イベントの

改善はみられなかった』という結論にも根拠があるといえない」とのコメントが
返され，困ってしまった．

b. 未測定交絡の影響評価

　未測定交絡（unmeasured confounding）の影響を調べる方法はすでに 1984 年に
Yanagawa が提案している[14,15]．未測定交絡の影響評価にはいくつか仮定が必要で，
まず未測定の交絡要因は 1 つのみで，ハイリスクとローリスクに 2 分類されてい
ると仮定する．表 4.6 に未測定の交絡要因で層別した仮想データのレイアウトを
示す．実際に観察できる hANP の曝露効果は観察データでのリスク比

$$RR = \frac{AN_2}{BN_1}$$

のみである．

表 4.6　未測定の交絡要因で層別した仮想データ

hANP	観察データ		観察できない未測定交絡で層別したデータ			
			ハイリスクグループ		ローリスクグループ	
	複合イベント	合計	複合イベント	合計	複合イベント	合計
使用	A	N_1	A_1	N_{11}	A_2	N_{12}
非使用	B	N_2	B_1	N_{21}	B_2	N_{22}

　次に必要な仮定として，未測定交絡の複合イベントへの影響を，hANP 使用群
でも非使用群でもハイリスクとローリスク間の複合イベント発生割合の比は同じ
値 CRR

$$CRR = \frac{A_1 N_{12}}{A_2 N_{11}} = \frac{B_1 N_{22}}{B_2 N_{21}}$$

と仮定し，さらにハイリスクグループとローリスクグループのリスク比は同じ値
でそれが真のリスク比 TRR

$$TRR = \frac{A_1 N_{21}}{B_1 N_{11}} = \frac{A_2 N_{22}}{B_2 N_{12}}$$

であると仮定する．hANP 使用群と非使用群のハイリスク者の割合を $t = N_{11}/N_1$，
$s = N_{21}/N_2$ とおいてこれらの式を整理すると，観察されたリスク比 RR と未測定
交絡で調整した真のリスク比 TRR との間には，

$$TRR = \frac{sCRR + 1 - s}{tCRR + 1 - t} \cdot RR \tag{4.1}$$

という関係があることがわかる.

通常，RR には測定した交絡要因で調整したリスク比を代入し，(t, s, CRR) に適切な値を設定することで，「未測定交絡の影響が (t, s, CRR) であったとすると，真のリスク比は TRR であったはずである」とバイアスの大きさを定量的に示すことができる．しかし，(4.1) 式では (t, s, CRR) という 3 つの値を設定しなければならず，またそれぞれについて実際に起こりうるシナリオを何通りか用意しなければならないため，未測定交絡の影響評価の実施は難しかった．

2016 年になって，未測定交絡の影響を調べるための新しい方法である E 値（E-value）が提案された[16,17]．E 値を用いるバイアス解析では上記の従来の方法で必要な，未測定交絡要因は 1 つのみ，ハイリスクとローリスクに 2 分類されている，未測定交絡を調整した真のリスク比はハイリスクとローリスクで同じ値，という仮定は必要としない．未測定交絡が複合イベントを何倍増やすかを示す総合的なリスク比を RR_U，hANP 使用者に何倍多く存在するかを示す総合的なリスク比を RR_E とする（従来の方法と同じ表 4.6 の状況を想定すると，$RR_U = CRR$，$RR_E = t/s$ である）．

ここでバイアスファクター（BF）を，

$$BF = \frac{RR_U RR_E}{RR_U + RR_E - 1} \tag{4.2}$$

と定義すると，測定された交絡要因で調整済みのリスク比 RR と真のリスク比 TRR との間には，

$$TRR = RR/BF \tag{4.3}$$

という関係を導くことができる．この関係は RR が 1 より大きい場合に成立し，1 より小さい場合はバイアスファクターを RR にかければよい．

通常の観察研究では，「曝露と結果との間に関連があるようにみえるのは，未測定の交絡が影響しているからではないか」という懸念があるため，$TRR = 1$ の場合を想定して，さらに $E = RR_U = RR_E$ と仮定して (4.2) 式と (4.3) 式を解いた，

$$E = RR + \sqrt{RR(RR - 1)} \tag{4.4}$$

を求めたものを E 値と呼ぶ．例えば，測定した交絡要因で調整済みのリスク比が 2 倍であれば，(4.3) 式から $E = 3.41$ であり，「本当は曝露と結果には関連がなく

($TRR = 1$), 未測定交絡の影響だけで調整済みリスク比が2倍になるためには, 結果のリスクを 3.41 倍増やし, 曝露群に 3.41 倍偏って存在する未測定交絡がある必要がある」と解釈することができる. (4.1) 式による未測定交絡の影響評価では, 設定する値が3つ必要だったのに対し, E値では $TRR = 1$, $E = RR_U = RR_E$ と設定することで, 調整済みリスク比だけで未測定交絡の影響評価ができる, という利点がある.

c. 査読者コメントへの対応

E値は真のリスク比が1である場合の未測定交絡の影響を調べる方法であるが, hANP 研究への査読者コメントは, 「hANP には複合イベント発生リスクを減少させる効果がある可能性があり, 関連がないようにみえるのは未測定交絡の影響ではないか」であったため, E値をそのまま用いることはできない. そこで, E値そのものではなく, (4.2) 式のバイアスファクター中で $B = RR_U = RR_E$ とし,

$$B = \frac{RR + \sqrt{RR(RR - TRR)}}{TRR}$$

の関係を利用することにした. $TRR = 1$ のとき上式は E値に一致する. hANP の弱い治療効果として $TRR = 0.8$ (複合イベント発生リスクを 20%減少させる) を, 中程度の治療効果として $TRR = 0.7$ (複合イベント発生リスクを 30%減少させる) を想定して B 値を求めた. 測定した交絡要因で調整したリスク比は 1.12 であったので, $TRR = 0.8$ の場合 $B = 2.15$, $TRR = 0.7$ のとき $B = 2.58$ となった. これは E値と同じように, 「hANP に弱い治療効果があり真のリスク比が 0.8 の場合, 未測定交絡の影響だけで調整済みリスク比が 1.12 となるためには, 複合イベント発生を 2.15 倍増やし, hANP 使用群に 2.15 倍偏って存在する未測定交絡がなければならない」と解釈できる.

主解析ではカテゴリに変換した変数を含めると 20 以上もの交絡要因の候補で調整済みであったことから, hANP の弱い治療効果を想定した場合でも, 複合イベント発生を2倍以上増やし, hANP 群に2倍以上多く存在する未測定交絡が残っているとは考えにくかった. 査読者コメントへの回答には $TRR = 0.8$ と 0.7 の結果を, 本文には $TRR = 0.8$ の結果を追加して再投稿を行い, (もちろんバイアス解析だけではなく) 再修正全体として採択されることができた.

⓪ 4.4.3 定量的バイアス解析の勧め

　われわれが通常データ解析で用いている検定や推定の方法は，ランダム化臨床試験やランダムサンプリングによる標本調査のようにデータ獲得に偶然誤差が伴い，偶然誤差の影響を評価するためには非常に有効なツールである．しかし観察研究，特にリアルワールドデータを用いた研究では，ランダム化もランダムサンプリングもなされておらず，そのようなデータに検定を行って小さな p 値が得られても何も意味しないのであるが，長年にわたり「統計的に有意」であることが非常に重要な結果であるような誤解が続いている．この状況を憂いたアメリカ統計協会（American Statistical Association: ASA）は，2016 年に「統計的有意性と P 値に関する声明（ASA 声明）」を公表した[18]．ASA 声明の日本語訳は日本計量生物学会ホームページ（http://www.biometrics.gr.jp/news/all/ASA.pdf）に掲載されている．短いものであるので，ぜひ一読していただきたい．

　ASA 声明が強調していることは，データ獲得から結果の報告に至るあらゆる仮定が p 値の計算に関わっている，という点である．データ生成のメカニズムはランダム化やランダムサンプリングといった偶然の要素に基づいているか，研究計画は適正に遵守されているか，実施したすべての解析結果が報告されているかなど，これらすべての仮定が満たされていることが p 値の適正な使用と解釈に必須である．小さな p 値が得られたとしても，単に帰無仮説が誤っているのか，それとも p 値の計算に必要なこれらの前提のどれかが満たされていないのかは区別できないからである．統計的に有意であることは科学的に重要であることを意味しないのであるが，それにもかかわらず，「統計的に有意」，「有意ではない」と研究結果を二分してしまうことで，有意であればあたかも結果が重要である，あるいは有意でなければ効果や関連がない，という誤った解釈にお墨付きを与えてしまっている．

　このため ASA 声明後に出版された Editorial[19] や 'Nature' に掲載されたコメント[20]では，p 値を 0.05 より大きいか小さいかで二分する「統計的に有意」という用語は，研究結果の過信につながるため使用禁止とすることを提言している．定量的バイアス解析の重要な目的の一つは，系統誤差を引き起こすソースの同定，定量化するためのモデルの記述，バイアス解析の結果の解釈を通して，この研究結果を過信しがちな研究者の性質を取り除くことにある[1]．

hANP 研究は集中治療室での医薬品使用に関する研究であったため，hANP 使用，腎代替療法または死亡という複合イベントの誤分類や，脱落などによる選択バイアスも起こりにくく，バイアスソースとしては未測定交絡の影響が最も大きいと考えられた．これに対してインフルエンザ脳症のケース・コントロール研究では，脳症ケースの判定は厳密に行ったことからケースの誤分類は起こりにくいと考えられたが，ケース選択のバイアスのほかにも，解熱剤などの使用に関しては思い出しバイアスの影響が考えられる．思い出しバイアス（recall bias）とは情報バイアス（information bias）の一つで，インフルエンザに罹った子供にはみな同じ解熱剤が使われているにもかかわらず，そのままインフルエンザが治った子供の親はどんな解熱剤を使われていたのかよく覚えていないが，インフルエンザ脳症という重い病気となった親は，なぜ自分の子供だけが重い病気になったのか，様々なことを思い出す努力をするため，使用した解熱剤をよく覚えている，という偏りのある誤分類のことである．また未測定交絡の影響も当然考えられる．

このように通常の疫学研究では複数のバイアスが同時に起きていることから，複数のバイアスの影響を同時に評価する複合バイアスモデル[21]や，バイアスを規定するパラメータ（例えば，(4.1) 式中の(t, s, CRR)など）に一つの値を代入するのではなく確率分布を仮定した確率的バイアス解析[15]の方法も提案されている．複数のバイアスを同時にモデル化する作業は当然複雑であり，定量的バイアス解析の実施に関するガイダンス[1]では，複雑なモデルの構築と実用性とのバランスをとり，仮定は単純なものとする必要があるが，どんな仮定のもとでバイアス解析を実施したのかを明らかにすることが重要である，と述べている．

その意味でE値は，未測定交絡が結果を何倍増やすかを示す総合的なリスク比と，曝露群に何倍多く存在するかを示す総合的なリスク比が等しい（$E = RR_U = RR_E$）という単純な仮定のもとで未測定交絡の影響を調べることができる簡便な方法として提案された．しかし，その簡便さゆえに，

1) 調整済みリスク比 RR が大きくなるとE値は RR のほぼ2倍となり（$RR = 4$ のとき $E = 7.5$），推定されたリスク比以上の情報はもたない
2) E値で用いている $E = RR_U = RR_E$ という仮定は単純ではあるが，未測定交絡が曝露に与える影響と結果に与える影響が等しいという仮定は現実的ではない

   3) E 値がどれくらい小さければ未測定交絡の影響は重大で，どれくらい大き
     ければ未測定交絡は重大なバイアスソースではないと判断する基準がない

などの限界や誤用のあることも指摘されている[22]．

  この批判に対し，E 値の提案者である VanderWeele らは，

   1) 調整済み RR が大きい場合 E 値は 2 倍の RR に近づくが，E 値ではリスク比
     を観察された関連をなくすような未測定交絡の大きさに変換しているので
     報告する価値がある

   2) 最終的な E 値の導出には $E = RR_U = RR_E$ という仮定を置いているが，(4.2)
     式を用いれば等しくない場合の感度解析も実施できる

   3) E 値が大きいか小さいかの判断は曝露，結果，調整した交絡要因の性質に依
     存する

と回答している[23]．

  この回答の最後に，著者の一人の VanderWeele が，「12 年にわたる因果推論コー
スの教育を通じて，一貫して (4.1) 式を含むバイアス解析を勧め，宿題として計算
させもしたが，がっかりしたことに学生たちは自身の研究でバイアス解析を行わ
なかった．その理由を尋ねたところ，バイアス解析は複雑すぎてレポートに書け
ない，難しすぎてプレゼンできない，多くのスペースを必要とする，そして査読
者やエディターはバイアス解析に感心しないし，たぶん彼らには理解できない，
という反応が返ってきた．E 値はこういった反対理由に対して，定量的バイアス
解析を身近なものとするために導入したのである」と，E 値を提案した個人的な
理由を述べており，やはり複雑なバイアス解析をルーチンとして実施するのは難
しいことがわかる．

  多くのリアルワールドデータは研究目的で集められたものではないため，2.5 節
で詳説したように研究で必要とする曝露，結果，交絡に関する情報が十分でない
ことがある．診療報酬データベースでは医薬品処方の情報は正確であったとして
も，実際の服薬状況まではわからないので，曝露の代替変数として処方を使わざ
るをえない．また結果である有害事象の発現も，検査情報や有害事象に対する医
薬品の処方を代替変数としなければならない場合もあり，代替変数による誤分類
の影響が起こりうる．観察研究であるので未測定の交絡の影響からは逃れられな
い．定量的バイアス解析は，これらのバイアスの方向，大きさ，不確実さの定量

的な推定値を与える[1]．単純な仮定に基づく E 値のような方法から複雑な仮定を
必要とする確率的バイアス解析，複合バイアスモデルといった方法が提案されて
いるが，確率的バイアス解析，複合バイアスモデルでは偶然誤差による結果の不
確実性だけではなく，バイアスによる結果の不確実性を加えた定量的評価を行う
ことができる．このため，定量化すべきバイアスソースを明らかにし，適切なバ
イアス解析の方法を用いることが重要である．

　最後に定量的バイアス解析に関する日本語の解説は多くないが，日本製薬工業
協会の医薬品評価委員会データサイエンス部会 2016 年度タスクフォース 2 による
「観察研究における感度分析の勧め」の「入門編」と「実践編」が日本製薬工業協
会のホームページで公開されていてダウンロードが可能である[24, 25]．定量的バイ
アス解析の詳細に興味のある方は参照していただきたい．

文　　　　献

1) Lash TL, Fox MP, MacLehose RF, et al. Good practices for quantitative bias analysis. *International Journal of Epidemiology* 2014; **43**: 1969-85.
2) Fox MP, Lash TL. On the need for quantitative bias analysis in the peer review process. *Am J Epidemiol* 2017; **185**: 865-8.
3) 日本医療研究開発機構研究費「新型インフルエンザ等への対応に関する研究」班．イ
ンフルエンザ脳症の診療戦略．2018 年 2 月．https://www.childneuro.jp/uploads/files/about/influenzaencephalopathy2018.pdf［最終閲覧日 2020.12.1］
4) 厚生省医薬安全局．インフルエンザの臨床経過中に発症した脳炎・脳症の重症化と解熱剤（ジ
クロフェナクナトリウム）の使用について．緊急安全性情報，2000 年 11 月 15 日．https://www.pmda.go.jp/safety/info-services/drugs/calling-attention/esc-rsc/0013.html［最終閲覧日 2020.12.1］
5) 森島恒雄（研究代表者）．インフルエンザの臨床経過中に発生する脳炎・脳症の疫学及び
病態に関する研究（H12-新興-11）．厚生科学研究費補助金（新興・再興感染症研究事業），
2001．https://mhlw-grants.niph.go.jp/niph/search/NIDD00.do?resrchNum=200000505A［最終閲
覧日 2020.12.1］
6) 佐藤俊哉（研究代表者）．インフルエンザ脳炎・脳症の臨床経過と解熱剤投与の関係
に関する研究（H12-特別-66）．厚生科学研究補助金特別研究事業，2001．https://mhlw-grants.niph.go.jp/niph/search/NIDD00.do?resrchNum=200000097A［最終閲覧日 2020.12.1］
7) 佐藤俊哉（研究代表者）．インフルエンザ脳炎・脳症発症及び重症度に関連する要因解明の
ためのケース・コントロール研究（H13-医薬-007）．厚生科学研究補助金医薬安全総合研究事
業，2002．https://mhlw-grants.niph.go.jp/niph/search/NIDD00.do?resrchNum=200100986A［最
終閲覧日 2020.12.1］
8) 厚生労働省．重篤副作用疾患別対応マニュアル　小児の急性脳症．平成 23 年 3 月．
https://www.info.pmda.go.jp/juutoku/file/jfm1104007.pdf［最終閲覧日 2020.12.1］

9) Fujii T, Uchino S, Doi K, et al. Diagnosis, management, and prognosis of patients with acute kidney injury in Japanese intensive care units: The JAKID study. *Journal of Critical Care* 2018; **47**: 185-91.

10) AKI（急性腎障害）診療ガイドライン作成委員会（編）．AKI（急性腎障害）診療ガイドライン 2016．東京医学社, 2016．https://cdn.jsn.or.jp/guideline/pdf/419-533.pdf［最終閲覧日 2020.12.1］

11) Fujii T, Sato T, Uchino S, et al. Human atrial natriuretic peptide for acute kidney injury in adult critically ill patients: A multicenter prospective observational study. *Journal of Critical Care* 2019; **51**: 229-35.

12) Sato T, Matsuyama Y. Marginal structural models as a tool for standardization. *Epidemiology* 2003; **14**: 680-6.

13) 佐藤俊哉，松山裕．交絡という不思議な現象と交絡を取りのぞく解析．計量生物学 2011; **32**: S35-49.

14) Yanagawa T. Case-control studies: Assessing the effect of a confounding factor. *Biometrika* 1984; **71**: 191-4.

15) Rothman KJ, Greenland S, Lash TL. *Modern Epidemiology*, 3rd edition, Chapter 19 Bias Analysis. Lippincott Williams & Wilkins, 2008.

16) Ding P, VanderWeele TJ. Sensitivity analysis without assumptions. *Epidemiology* 2016; **27**: 368-77.

17) VanderWeele TJ, Ding P. Sensitivity analysis in observational research: Introducing the E-value. *Ann Intern Med* 2017; **167**: 268-74.

18) Wasserstein, R. Lazar, N.I. The ASA's statement on p-values: Context, process, and purpose. *Am Stat* 2016; **70**: 129-133.

19) Wasserstein RL, Schirm AL, Lazar NA. Editorial: Moving to a world beyond "$p < 0.05$". *Am Stat* 2019; **73**, S1: 1-19.

20) Amrhein V, Greenland S, McShane B. Comment: Retire statistical significance. *Nature* 2019; **567**: 305-7.

21) Greenland S. Multiple-bias modelling for analysis of observational data (with Discussion). *Journal of the Royal Statistical Society* 2005; **Series A, 168**: 267-306.

22) Ioannidis JPA, Tan YJ, Blum MR. Limitations and misinterpretations of E-values for sensitivity analyses of observational studies. *Ann Intern Med* 2019; **170**: 108-11.

23) VanderWeele TJ, Mathur MB, Ding P. Correcting misinterpretations of the E-value. *Ann Intern Med* 2019; **188**: 131-2.

24) 日本製薬工業協会医薬品評価委員会データサイエンス部会タスクフォース 2．観察研究における感度分析の勧め 入門編．2017 年 10 月．http://www.jpma.or.jp/medicine/shinyaku/tiken/allotment/sensitivity_analysis.html［最終閲覧日 2020.12.1］

25) 日本製薬工業協会医薬品評価委員会データサイエンス部会タスクフォース 2．観察研究における感度分析の勧め 実践編 第一部，第二部．2019 年 4 月．http://www.jpma.or.jp/medicine/shinyaku/tiken/allotment/sensitivity_analysis_practice.html［最終閲覧日 2020.12.1］

索　　引

編集者略歴

佐藤俊哉
<ruby>佐<rt>さ</rt></ruby><ruby>藤<rt>とう</rt></ruby><ruby>俊<rt>とし</rt></ruby><ruby>哉<rt>や</rt></ruby>

1959 年　長野県に生まれる
1986 年　東京大学大学院医学系研究科博士課程修了
現　在　京都大学大学院医学研究科 教授
　　　　保健学博士

山口拓洋
<ruby>山<rt>やま</rt></ruby><ruby>口<rt>ぐち</rt></ruby><ruby>拓<rt>たく</rt></ruby><ruby>洋<rt>ひろ</rt></ruby>

1971 年　埼玉県に生まれる
1997 年　東京大学大学院医学系研究科博士課程中退
現　在　東北大学大学院医学系研究科 教授
　　　　東北大学病院臨床試験データセンター センター長
　　　　保健学博士

石黒智恵子
<ruby>石<rt>いし</rt></ruby><ruby>黒<rt>ぐろ</rt></ruby><ruby>智<rt>ち</rt></ruby><ruby>恵<rt>え</rt></ruby><ruby>子<rt>こ</rt></ruby>

1981 年　兵庫県に生まれる
2006 年　京都大学大学院医学研究科社会健康医学系専攻専門職課程修了
現　在　国立国際医療研究センター臨床研究センター
　　　　データサイエンス部臨床疫学研究室 室長
　　　　公衆衛生学修士（専門職），博士（薬科学）

これからの薬剤疫学
―リアルワールドデータからエビデンスを創る―

定価はカバーに表示

2021 年 6 月 1 日　初版第 1 刷
2024 年 3 月 1 日　　第 4 刷

編集者　佐　藤　俊　哉
　　　　山　口　拓　洋
　　　　石　黒　智　恵　子
発行者　朝　倉　誠　造
発行所　株式会社　朝　倉　書　店
　　　　東京都新宿区新小川町 6-29
　　　　郵 便 番 号　162-8707
　　　　電　話　03（3260）0141
　　　　FAX　03（3260）0180
　　　　https://www.asakura.co.jp

〈検印省略〉

中央印刷・渡辺製本

医学統計学研究センター 丹後俊郎著
医学統計学シリーズ 1

新版 統計学のセンス
―デザインする視点・データを見る目―

12882-6 C3341　　　　A 5 判 176頁 本体3200円

好評の旧版に加筆・アップデート。データを見る目を磨き，センスある研究の遂行を目指す〔内容〕randomness／統計学的推測の意味／研究デザイン／統計解析以前のデータを見る目／平均値の比較／頻度の比較／イベント発生迄の時間の比較

医学統計学研究センター 丹後俊郎著
医学統計学シリーズ 2

新版 統計モデル入門

12883-3 C3341　　　　A 5 判 276頁 本体4300円

好評の旧版に加筆・改訂。統計モデルの基礎について具体例を通して解説。〔内容〕トピックス／Bootstrap／モデルの比較／測定誤差のある線形モデル／一般化線形モデル／ノンパラメトリック回帰モデル／ベイズ推測／MCMC法／他

医学統計学研究センター 丹後俊郎著
医学統計学シリーズ 4

新版 メタ・アナリシス入門
―エビデンスの統合をめざす統計手法―

12760-7 C3371　　　　A 5 判 280頁 本体4600円

好評の旧版に大幅加筆。〔内容〕歴史と関連分野／基礎／手法／Heterogeneity／Publication bias／診断検査とROC曲線／外国臨床データの外挿／多変量メタ・アナリシス／ネットワーク・メタ・アナリシス／統計理論

医学統計学研究センター 丹後俊郎著
医学統計学シリーズ 5

新版 無作為化比較試験
―デザインと統計解析―

12881-9 C3341　　　　A 5 判 264頁 本体4500円

好評の旧版に加筆・改訂。〔内容〕原理／無作為割り付け／目標症例数／群内・群間変動に係わるデザイン／経時的繰り返し測定／同等性・非劣性／グループ逐次デザイン／複数のエンドポイント／ブリッジング試験／欠測データ

元阪大 上坂浩之著
医学統計学シリーズ 6

医薬開発
のための **臨床試験の計画と解析**

12756-0 C3341　　　　A 5 判 276頁 本体4800円

医薬品の開発の実際から倫理，法規制，ガイドラインまで包括的に解説。〔内容〕試験計画／無作為化対照試験／解析計画と結果の報告／用量反応関係／臨床薬理試験／臨床用量の試験デザイン用量反応試験／無作為化並行試験／非劣性試験／他

J. Pearl他著　USCマーシャル校 落海 浩訳

入門 統計的因果推論

12241-1 C3041　　　　A 5 判 200頁 本体3300円

大家Pearlによる入門書。図と言葉で丁寧に解説。相関関係は必ずしも因果関係を意味しないことを前提に，統計的に原因を推定する。〔内容〕統計モデルと因果モデル／グラフィカルモデルとその応用／介入効果／反事実とその応用

東工大 宮川雅巳著
シリーズ〈予測と発見の科学〉1

統計的因果推論
―回帰分析の新しい枠組み―

12781-2 C3341　　　　A 5 判 192頁 本体3400円

「因果」とは何か？データ間の相関関係から，因果関係とその効果を取り出し表現する方法を解説。〔内容〕古典的問題意識／因果推論の基礎／パス解析／有向グラフ／介入効果と識別条件／回帰モデル／条件付き介入と同時介入／グラフの復元／他

横市大 岩崎 学著
統計解析スタンダード

統計的因果推論

12857-4 C3341　　　　A 5 判 216頁 本体3600円

医学，工学をはじめあらゆる科学研究や意思決定の基盤となる因果推論の基礎を解説。〔内容〕統計的因果推論とは／群間比較の統計数理／統計的因果推論の枠組み／傾向スコア／マッチング／層別／操作変数法／ケースコントロール研究／他

医学統計学研究センター 丹後俊郎・名大 松井茂之編

新版 医学統計学ハンドブック

12229-9 C3041　　　　A 5 判 868頁 本体20000円

全体像を俯瞰し，学べる実務家必携の書[内容]統計学的視点／データの記述／推定と検定／実験計画法／検定の多重性／線形回帰／計数データ／回帰モデル／生存時間解析／経時的繰り返し測定データ／欠測データ／多変量解析／ノンパラ／医学の有意性／サンプルサイズ設計／臨床試験／疫学研究／因果推論／メタ・アナリシス／空間疫学／衛生統計／調査／臨床検査／診断医学／オミックス／画像データ／確率と分布／標本と統計的推測／ベイズ推測／モデル評価・選択／計算統計
